川島隆太（東北大学教授）監修

学研脳トレ

川島隆太教授の

らくらく

脳体操

思い出しパズル

90日

Gakken

「脳体操」で楽しくトレーニング！　脳を元気に!!

東北大学教授　**川島隆太**

　歳を重ねていくうちに、人の名前が思い出せなかったり、物忘れをしたりと、脳の衰えを感じたことはありませんか。このような衰えはすなわち**「脳の前頭前野の働きが低下した」ことが原因**なのです。

　脳の前頭葉にある「前頭前野」は、ものを考えたり、記憶、感情のコントロール、人とのコミュニケーションなど重要な働きをしています。ここを健康に保つことが、社会生活を送るうえで最も重要なポイントです。

　しかし、テレビだけを見て一日中過ごしたり、人と会話をする機会が減ったり、手紙など手書きで文章を書く習慣も少なくなっていくと、脳の前頭前野の働きがどんどん低下していくことになります。

　そこで皆さんにやっていただきたいのが本書の「脳体操」です。人間の体と同様、脳を動かすトレーニングによって脳が活性化し、**「働く脳」へと生まれ変わらせる**ことができるのです。

　脳が担う情報処理や判断、行動や感情の制御といった脳機能の中枢が前頭前野です。本書の「脳体操」で前頭前野を鍛えていきましょう。楽しみながら毎日続けることで、脳がどんどん元気になりますよ。

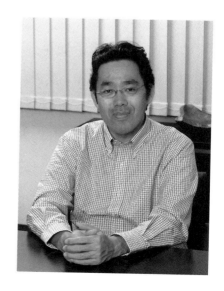

川島隆太教授
東北大学　加齢医学研究所所長

「脳体操」で脳がいきいき活性化！

　脳の前頭葉の活性化について、多数の実験を東北大学と学研との共同研究によって行いました。

　実験は、本書と同様の間違い探しや読み書きパズル、計算の作業について、脳の血流の変化を「光トポグラフィ」という装置で調べました（下の写真）。その結果、下の画像のとおり、安静時に比べて問題を解いているときは、脳の前頭葉の血流が増え、活性化していることが脳科学によって判明したのです。

　本書は、脳を元気にする「脳体操」を掲載しています。気楽に遊び感覚で取り組めるものばかりですから、楽しみながら毎日続けていきましょう。

「脳活性」実験の様子

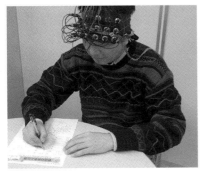

「光トポグラフィ」という装置で脳血流の変化を調べます。本書にあるパズルが、前頭葉の活性化に効果があることが実験でわかりました。

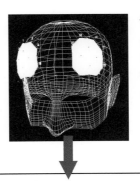

安静時の脳
白く表示されているのは、脳が安静時の状態にあることを示しています。

前頭葉の働きが活発に！

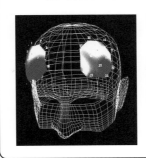

読み書き作業をしているとき
問題に取り組むと、前頭葉の血流が増え脳が活性化します。

短い時間でOK！ 集中して速く解きましょう

　脳を元気にする本書の「脳体操」は、初めての方から取り組める簡単なトレーニングです。トレーニングといっても、イラストや文字の単純なパズルで、どれも楽しいものばかりですよ。

　実は、こうしたパズルをやるときに、脳が非常に活性化することがわかっています。解くのに時間がかかる難しい問題よりも、いたって**簡単なパズルをどんどん解く**ほうが、より脳を活性化させることが証明されているのです。

　トレーニングの最も重要なポイントは1つです。

　それは、**パッパッパッとできるだけ速く解く**こと。

　脳のトレーニングは、学校のテストと違って、正解を出すことはあまり重要ではありません。間違えることをおそれて慎重に答えるのではなく、できるだけ速く問題を解くことが重要です。なぜなら、できるだけ速く解くことで、脳の情報処理速度がアップするからです。頭の回転力がどんどん向上し、前頭前野の働きがアップ！　脳をどんどん元気にさせます。

脳体操の重要ポイント

その1　集中して速く解く！

→ 脳の情報処理力が向上します

本書の「脳体操」は、集中して速く行うことで、より効果を発揮します。**短い時間で集中し、全力を出す**ことが脳の機能を向上させるために重要なのです。

　慣れてくると、「もっとたくさんの問題を解きたい」「たくさんやるほどいい」という気持ちになるかもしれませんが、とにかく短時間でスピーディーにやることが脳の働きをよくするコツです。

　そして、「脳体操」は**毎日続けること**が重要です。2～3日に1回とか、たまにやる程度では、その効果は発揮されません。自分のやりやすい時間帯に1日1回、短時間で集中して「脳体操」を行うことを毎日の日課に取り入れ、習慣づけましょう。継続することが、脳の健康を守ることにつながります。

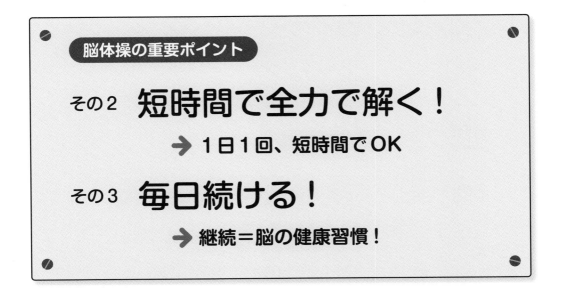

脳体操の重要ポイント

その2　**短時間で全力で解く！**
→ 1日1回、短時間でOK

その3　**毎日続ける！**
→ 継続＝脳の健康習慣！

時間　分　秒

1 ヒット曲パズル

●男性アイドルのヒット曲です。リストから選んで□に漢字を書きましょう。

① 『私[し]□[てつ]沿[えん]□[せん]』 野口五郎

② 『□[きず]だらけのローラ』 西城秀樹

③ 『□[がく]園[えん]□[てん]国[ごく]』 フィンガー5[ファイブ]

④ 『□[あい]愁[しゅう]でいと』 田原俊彦

⑤ 『□[か]面舞[めんぶ]□[とう]会[かい]』 少年隊

⑥ 『□[そら]に□[たいよう]がある限[かぎ]り』 にしきのあきら

⑦ 『林檎[りんご]□[さつ]人[じん]□[じ]件[けん]』 郷ひろみ・樹木希林

⑧ 『□[ぜん]略[りゃく]、道[みち]の上[うえ]より』 一世風靡[いっせいふうび]セピア

⑨ 『□[おろ]か者[もの]』 近藤真彦

⑩ 『キャンドルの□[ひとみ]』 吉川晃司

リスト
鉄　愚　前　陽　天　仮　殺　瞳
空　事　線　哀　傷　学　踏　太

答え▶ P.96

2 昭和イラスト間違い探し

時間　分　秒

正答数 /6

●下の絵には6か所、上と異なる部分があります。それを探して〇で囲みましょう。

間違い
6か所

正

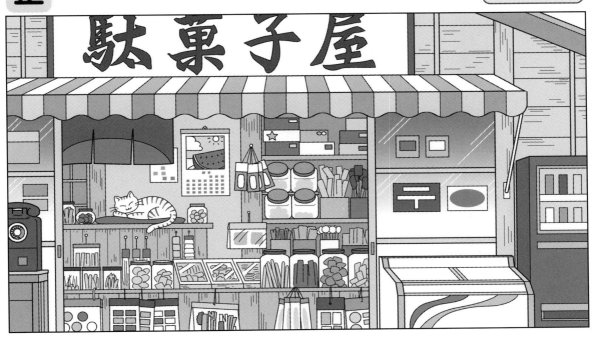

誤

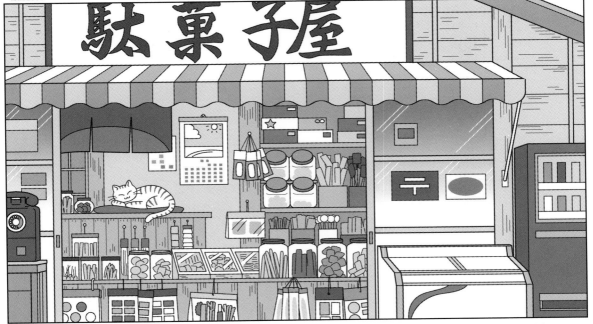

答え ▶ P.96

7

3 冬のクロスワード

●カギが表す言葉をカタカナで書き、パズルを完成させましょう。

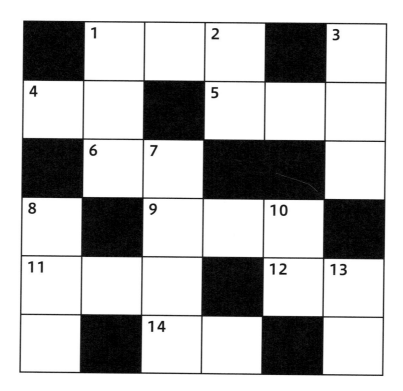

タテのカギ

1 卵が腐ったようなにおいの温泉。
　○○○泉。

2 秋にドングリなど木の実を集め
　て食べる小動物、○○。

3 寒い冬、ネコのしっぽのような
　花穂（かすい）をつける植物「ネコ○○○」。

7 氷上を滑ったり、踊ったりする
　スポーツ。

8「忘年会」は「年○○○」のこと。

10 生まれた年と同じ干支（え と）の人を、
　「○○男」「○○女」と呼ぶ。

13 正月に欠かせない鏡（かがみ）○○。

ヨコのカギ

1 昔ながらの暖房・炊事の設備。
　「囲炉裏」の読み方は？

4 福笑いは、目隠しをして○○を
　作る遊び。

5 1月7日の七草粥（がゆ）で使う、かぶ
　の別名は？

6 正月に杵（きね）とコレで餅（もち）をつく。

9 マフラーにセーター、手袋、編
　み物によく使われる材料。

11 雪の上を、板とストックで滑
　るスポーツ。

12 手足の指が寒さでこうなると
　痛痒（いたがゆ）い。「○○やけ」

14 正月に飲む縁起物の酒。お○○。

答え ▶ P.96

4 筆算

●筆算で計算しましょう。

①
```
   17
＋  29
```

②
```
   36
＋  18
```

③
```
   69
＋  34
```

④
```
   43
－  21
```

⑤
```
   67
－  58
```

⑥
```
   81
－  44
```

⑦
```
   51
×  11
```

⑧
```
   27
×  46
```

⑨
```
   49
×  31
```

答え ▶ P.97

5 仲間はずれ探し ▶オート三輪

● 下の絵の中に、1つだけ違うものがあります。それを探して〇で囲みましょう。

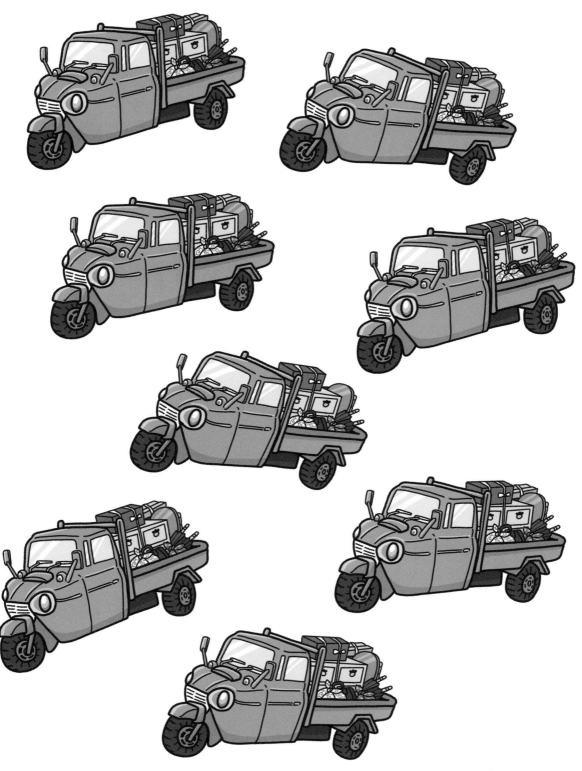

答え ▶ P.97

6 漢字合体パズル

● バラバラになったピースを合体してできる漢字1字を書きましょう。

①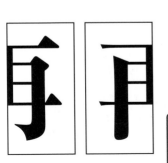

⑤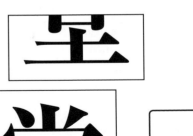

②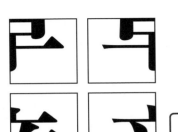

⑥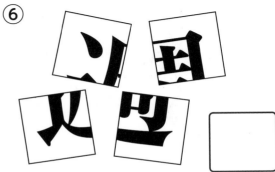

③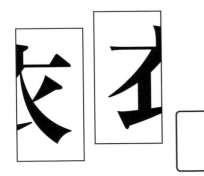

⑦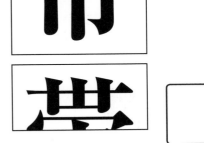

④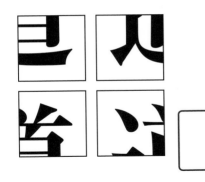

⑧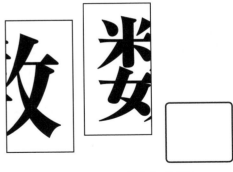

答え ▶ P.97

城パズル

● リストの字を選び、城の名前を完成させましょう。

①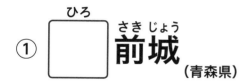
ひろ ［　］前城さきじょう（青森県）

⑦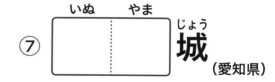
いぬ やま ［　｜　］城じょう（愛知県）

②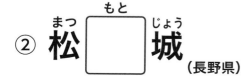
まっ もと 松［　］城じょう（長野県）

⑧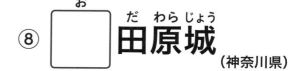
お ［　］田原城だわらじょう（神奈川県）

③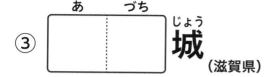
あ づち ［　｜　］城じょう（滋賀県）

⑨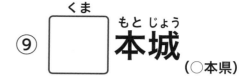
くま ［　］本城もとじょう（○本県）

④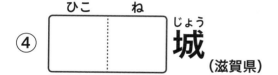
ひこ ね ［　｜　］城じょう（滋賀県）

⑩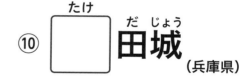
たけ ［　］田城だじょう（兵庫県）

⑤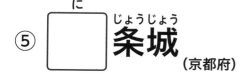
に ［　］条城じょうじょう（京都府）

⑪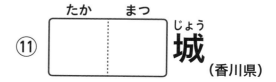
たか まつ ［　｜　］城じょう（香川県）

⑥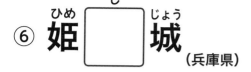
ひめ じ 姫［　］城じょう（兵庫県）

⑫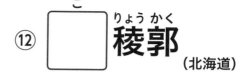
ご ［　］稜郭りょうかく（北海道）

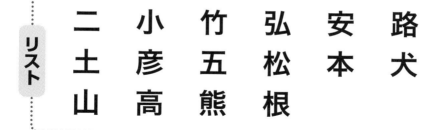

リスト

二　小　竹　弘　安　路
土　彦　五　松　本　犬
山　高　熊　根

答え ▶ P.97

8 和食スケルトン

● マスの数をヒントに、リストの言葉をマスに入れましょう。重なったマスには
同じ字が入ります。

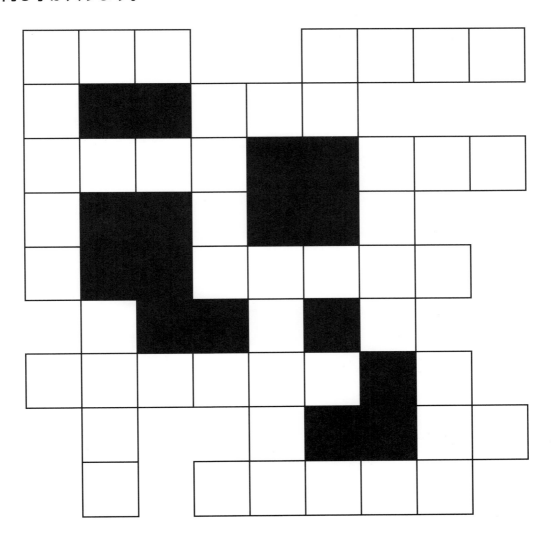

リスト

2文字	がり　すし
3文字	からし　わがし　なめし　わさび
4文字	すきやき　こぶじめ　なめろう　ちゃんこ　かもじる
5文字	うしおじる　わんこそば　どびんむし　しおむすび
6文字	ちゃわんむし

答え ▶ P.98

13

9 同じ絵探し ▶だるま落とし

● 見本と同じ絵が2つあります。探して〇で囲みましょう。

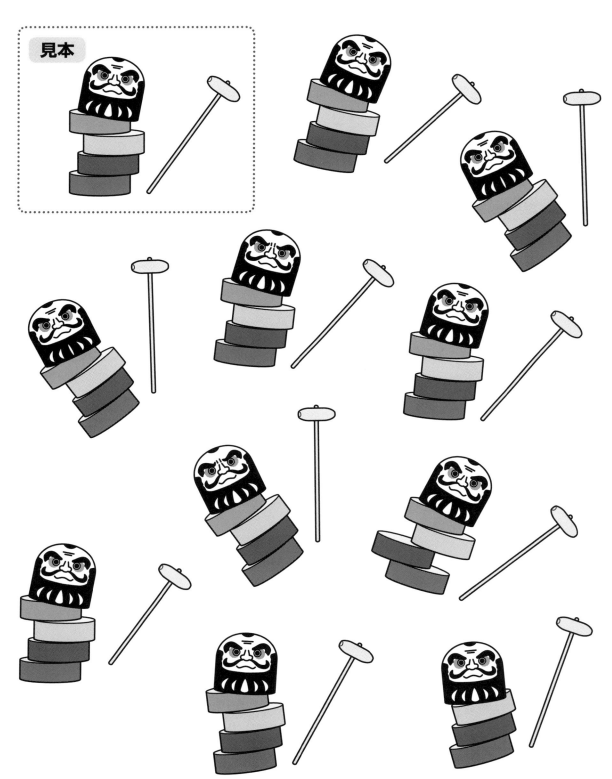

見本

答え ▶ P.98

10 慣用句パズル

● □にあてはまる1字をリストから選び、慣用句を完成させましょう。

① □ 元_{もと}を見_みる

② 一_{いち}□ 置_おく

③ □ が下_さがる

④ □ がほころぶ

⑤ □ から手_てが出_でる

⑥ □ を挟_{はさ}む

⑦ □ を括_{くく}る

⑧ □ が浮_うく

⑨ □ を落_おとす

⑩ □ 放_{ばな}しで喜_{よろこ}ぶ

⑪ 耳_{みみ}を□ える

⑫ □ の鞭_{むち}

⑬ □ につく

⑭ □ をひそめる

リスト

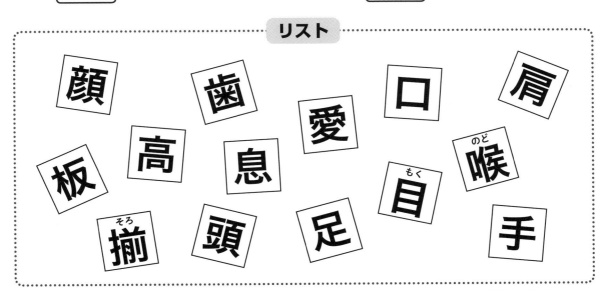

顔　歯　口　肩　愛　高　息　喉_{のど}　板　目_{もく}　揃_{そろ}　頭　足　手

答え ▶ P.98

月　日

時間　分　秒

● 形をもとに都道府県名を書きましょう。

①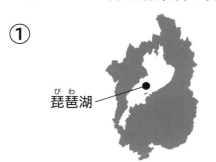

琵琶湖（びわ）

近畿　　　　　　　県

国宝である彦根城を有する県。「近江牛（おうみ）」などが有名。

②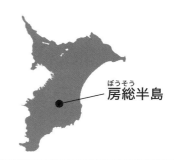

房総半島（ぼうそう）

関東　　　　　　　県

房総半島は海と山の豊かな自然に恵まれている。

③

諏訪湖（すわ）

中部　　　　　　　県

1998年の冬季五輪の開催地。リンゴや高原野菜が名物。

④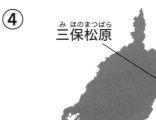

三保松原（みほのまつばら）　白糸の滝（しらいと）

中部　　　　　　　県

富士山の裾野に広がる茶の産地。伊豆などの観光地も有名。

⑤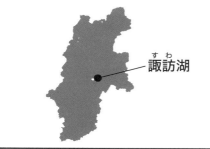

天草諸島

九州　　　　　　　県

阿蘇山（あそさん）が人気の観光地。辛子蓮根（からしれんこん）をお土産に。

⑥

津軽半島

東北　　　　　　　県

ねぶたにリンゴに津軽三味線。青函（せいかん）トンネルが北海道と結ぶ。

16　※縮尺は都道府県により異なります。島・湖沼は一部省略。

答え ▶ P.99

12 なぞり書き

●次の漢字をなぞり、読みをひらがなで書きましょう。

① 花見

読み 〔　　　　　　　　　　　　　〕

② 満開

読み 〔　　　　　　　　　　　　　〕

③ 陽光

読み 〔　　　　　　　　　　　　　〕

④ 卒業

読み 〔　　　　　　　　　　　　　〕

⑤ 新緑

読み 〔　　　　　　　　　　　　　〕

⑥ 葉桜

読み 〔　　　　　　　　　　　　　〕

⑦ 立春

読み 〔　　　　　　　　　　　　　〕

⑧ 若葉

読み 〔　　　　　　　　　　　　　〕

⑨ 春眠

読み 〔　　　　　　　　　　　　　〕

⑩ 藤棚

読み 〔　　　　　　　　　　　　　〕

⑪ 花吹雪

読み 〔　　　　　　　　　　　　　〕

⑫ 春一番

読み 〔　　　　　　　　　　　　　〕

13 日本の暮らしシークワーズ

●リストの言葉をタテ・ヨコ・ナナメの８方向から探して、「めんこ」のように
線を引きましょう。その後、使わずに残った文字を、左上から下へ順につなげ、
懐かしの言葉をつくりましょう。　※小さい「っ」などは大きい「つ」として表示しています。

こ	あ	ん	か	た	ぺ	ご
ん	き	か	え	ん	え	む
め	ま	き	も	も	い	と
ど	と	り	ん	け	だ	び
お	い	ぶ	か	う	ぶ	ー
ひ	ろ	ま	け	か	や	だ
つ	お	は	じ	き	ち	ま

リスト

見つけた言葉には☑を入れましょう。　※カッコ内の言葉は使いません。

□あんか（行火）　　□おひつ（御櫃）　　□ごむとび（ゴム跳び）
□かまど（竈）　　□いとまき（糸巻き）　　□おはじき
□えもんかけ（衣紋掛け）　　□ちゃぶだい（卓袱台）
□ごえもんぶろ（五右衛門風呂）　　□びーだま（ビー玉）
□もんぺ　　□かや（蚊帳）　　□ぶりきかん（ブリキ缶）

※言葉は右から左、下から上につながるこ
ともあります。また、１つの文字を複数
の言葉で共有することもあります。

残った文字（懐かしの言葉）

答え▶ P.99

14 観光地パズル

● リストから字を選び、答えましょう。

① あ　そ ▢▢ 山さん（熊本県）

② かみ 上 こう　ち ▢▢（長野県）

③ なる　と ▢▢ 海峡かいきょう（兵庫県・徳島県）

④ くろ　べ ▢▢ ダム（富山県）

⑤ な　ち ▢▢ の滝たき（和歌山県）

⑥ かつら　はま ▢▢（高知県）

⑦ お　たる ▢▢ 運河うんが（北海道）

⑧ あまの　はし ▢▢ 立だて（京都府）

⑨ けん 兼 ろく　えん ▢▢（石川県）

⑩ とう　じん ▢▢ 坊ぼう（福井県）

⑪ や　く ▢▢ 島しま（鹿児島県）

⑫ かる 軽 い　ざわ ▢▢（長野県）

リスト

樽　屋　尋　園　高　鳴　久
部　橋　浜　六　那　蘇　桂
阿　沢　天　黒　門　小　東
智　地　井

答え ▶ P.99

月　日　時間　分　秒　正答数 /16

●カギが表す言葉をひらがなで書き、パズルを完成させましょう。

1	■	2	3	■	4
5	6	■	7	8	
■	9	10			
11			■		■
12			13	■	14
■		■	15		

タテのカギ

1 素潜り漁をする女性。

3 春先に降る雪を指す言葉は「○○○雪」。かぐや姫の大ヒット曲。

4 巧みな言い回しをほめる言葉は、「言い得て○○○」。

6 花嫁衣裳で頭の上に載せるのは。

8 暑さを除くための知恵、暑気払い。「暑気」の読みは？

10 葛飾北斎と言えば、○○○絵。

11 刀を収める部分。

13 お坊さんが身に着ける和服。

14「手紙」を指す言葉、「文」の読みは？

ヨコのカギ

2 滋賀県などの郷土料理は、コレを使った○○寿司。

5 縁起物とされる植物の代表は、○○・竹・梅。

7 天皇や皇太后の住居をこう呼ぶ。

9 夏に涼む「納涼」の読みは？

11 神事に使う葉「榊」の読みは？

12 災難や不幸を避けるために行う「○○○○祈願」。

15 和食と言えば、寿司、魚の○○○。

答え ▶ P.100

16 漢字合体パズル

●バラバラになったピースを合体してできる漢字1字を書きましょう。

①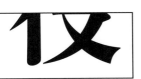

②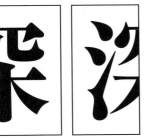

③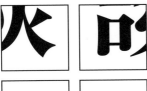

④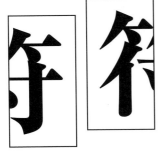

⑤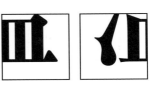

⑥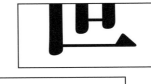

⑦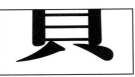

⑧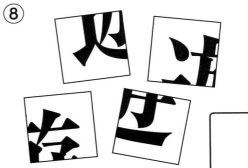

答え ▶ P.100

21

時間　分　秒

正答数 /15

17 ヒット曲パズル

●女性アイドルのヒット曲です。リストから選んで□に漢字を書きましょう。

① 『［なぎさ］のシンドバッド』ピンク・レディー

② 『微［ほほえみ］がえし』キャンディーズ

③ 『絶［たい］絶［めい］』山口百恵

④ 『［も］綿のハンカチーフ』太田裕美

⑤ 『［あお］い珊瑚［しょう］』松田聖子

⑥ 『セーラー［ふく］と機関［じゅう］』薬師丸ひろ子

⑦ 『［こう］砂に［さ］かれて』工藤静香

⑧ 『難［ぱ］船』中森明菜

⑨ 『［さみ］しい熱［たい］魚』Wink

⑩ 『［おおかみ］なんか怖くない』石野真子

リスト　淋　礁　銃　吹　命　渚　木　服
　　　　帯　黄　狼　青　笑　体　破

22

答え ▶ P.100

●筆算で計算しましょう。

①
```
   52
+  18
─────
```

②
```
   26
+  55
─────
```

③
```
   68
+  45
─────
```

④
```
   57
-  38
─────
```

⑤
```
   74
-  35
─────
```

⑥
```
   92
-  43
─────
```

⑦
```
    9
× 38
─────
```

⑧
```
   23
× 60
─────
```

⑨
```
   54
× 19
─────
```

答え ▶ P.100

23

なぞり書き

●次の漢字をなぞり、読みをひらがなで書きましょう。

① 金目鯛

[読み　　　　　　　]

② 鮎

[読み　　　　　　　]

③ 白魚

[読み　　　　　　　]

④ 飛魚

[読み　　　　　　　]

⑤ 巻貝

[読み　　　　　　　]

⑥ 鰻

[読み　　　　　　　]

⑦ 太刀魚

[読み　　　　　　　]

⑧ 海老

[読み　　　　　　　]

⑨ 鯨

[読み　　　　　　　]

⑩ 秋刀魚

[読み　　　　　　　]

⑪ 鯉

[読み　　　　　　　]

⑫ 穴子

[読み　　　　　　　]

答え ▶ P.101

神社パズル

●リストの字を選び、神社の名前を完成させましょう。

① 春□大社（奈良県）

② 伊□神宮（三重県）

③ □田神宮（愛知県）

④ 出□大社（島根県）

⑤ 金刀比□宮（香川県）

⑥ 多□大社（三重県）

⑦ □治神宮（東京都）

⑧ 熊□本宮大社（和歌山県）

⑨ 嚴□神社（広島県）

⑩ □訪大社（長野県）

⑪ 日□東照宮（栃木県）

⑫ 戸□神社（長野県）

リスト

島　光　明　勢　雲　羅

隠　野　諏　日　熱　度

答え ▶ P.101

時間　　分　　秒　正答数 ／1

21 仲間はずれ探し ▶丸型郵便ポスト

● 下の絵の中に、1つだけ違うものがあります。それを探して〇で囲みましょう。

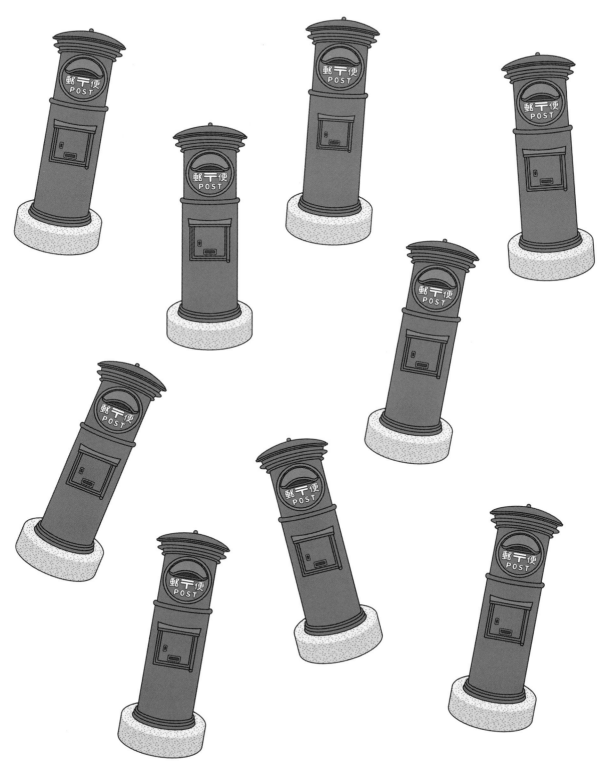

答え ▶ P.101

カタカナ言葉スケルトン

● マスの数をヒントに、リストの言葉をマスに入れましょう。重なったマスには
同じ字が入ります。

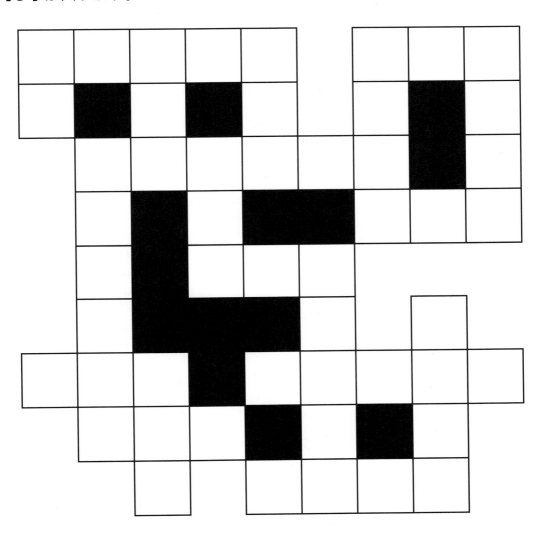

リスト

2文字 パン

3文字 ブリキ　ワイン　スパイ　カーブ　プリン　ドナー
バッグ　フリル　グラス

4文字 スカーフ　サンダル　アクセル　イコール

5文字 フラダンス　パスワード　ストライク

6文字 ハンドソープ　ハンバーガー

答え▶ P.101

慣用句パズル

●□にあてはまる１字をリストから選び、慣用句を完成させましょう。

① 羽を□ばす

② 小□に挟む

③ □を決める

④ □を磨く

⑤ □もくれない

⑥ 折り□つき

⑦ 色を□ける

⑧ □が熟する

⑨ □を許す

⑩ □にも先にも

⑪ ぐうの□も出ない

⑫ □手を振る

⑬ □の行水

⑭ □なきを得る

リスト

紙　腹　機　大　心

腕　付　耳　事

烏　伸　音　目　後

答え ▶ P.102

24 秋のクロスワード

● カギが表す言葉をひらがなで書き、パズルを完成させましょう。

1		2	3		4
		5		6	
	7			8	
			9		
10					11
			12		

タテのカギ

1 秋祭りで見る、かわいい子供たちの稚児行列。「稚児」の読みは？
2 秋の紅葉の景色。「景色」の読みは？
3 「はんこ」のことを「○○鑑（かん）」とも言う。
4 物思いにふける秋、「ふう」とつく「吐息」の読みは？
6 秋の収穫を祝う「秋○○○」。
7 甘くておいしいのは、渋柿ではなく○○○○。
9 稲を刈り取った田んぼ「刈田」の読みは？
11 晩秋から冬においしい魚介（ぎょかい）、クルマ○○。

ヨコのカギ

1 秋から旬を迎えるレンコンは、実ではなく地下茎。「地下茎」の読みは？
5 その年に新しく収穫した米のこと。
7 紅葉（もみじ）まんじゅうが有名な広島県、安芸の宮島。「安芸」の読みは？
8 太古の昔から、秋と言えば夜空に美しく輝くコレ。
9 秋の空を渡る雁の群れ（む）。「がん」の別の読み方は？
10 トゲトゲにおおわれた栗、○○○○。
12 落ち葉に火をつけて○○○。焼き芋を作ろう。

答え ▶ P.102

25 なぞり書き

●次の漢字をなぞり、読みをひらがなで書きましょう。

① 涼風

［読み　　　　　　　］

② 炎天下

［読み　　　　　　　］

③ 入道雲

［読み　　　　　　　］

④ 扇風機

［読み　　　　　　　］

⑤ 西瓜

［読み　　　　　　　］

⑥ 熱帯夜

［読み　　　　　　　］

⑦ 日陰

［読み　　　　　　　］

⑧ 猛暑

［読み　　　　　　　］

⑨ 素麺

［読み　　　　　　　］

⑩ 夕凪

［読み　　　　　　　］

⑪ 雲海

［読み　　　　　　　］

⑫ 蝉時雨

［読み　　　　　　　］

答え ▶ P.102

昭和イラスト間違い探し

● 下の絵には6か所、上と異なる部分があります。それを探して〇で囲みましょう。

間違い
6か所

正

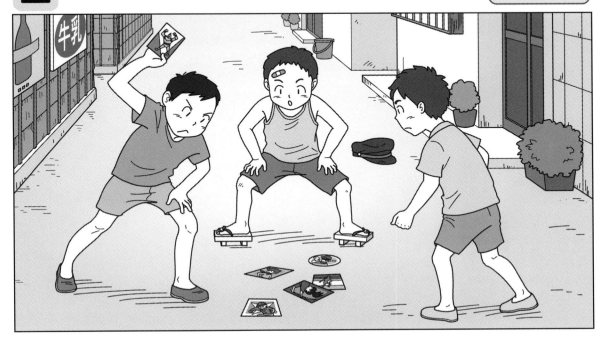

誤

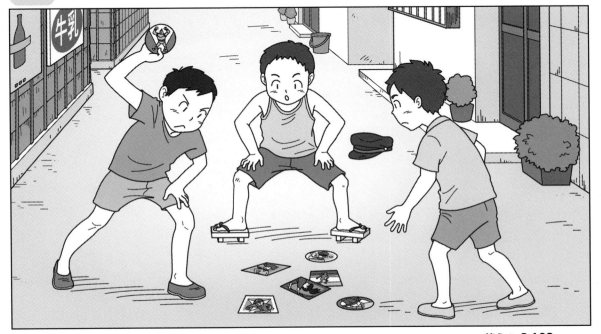

答え ▶ P.103

月　日

時間　　分　　秒

●バラバラになったピースを合体してできる漢字１字を書きましょう。

①

⑤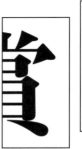

②

⑥

③

⑦

④

⑧

答え ▶ P.103

スポーツシークワーズ

●リストの言葉をタテ・ヨコ・ナナメの８方向から探して、「テニス」のように
線を引きましょう。その後、使わずに残った文字を、左上から下へ順につなげ、
スポーツの名前をつくりましょう。※小さい「ッ」などは大きい「ツ」として表示しています。

レ	ス	ニ	テ	ラ	カ	ボ
フ	キ	リ	ソ	ヌ	ス	ク
ル	ー	ボ	ー	レ	バ	シ
ゴ	ガ	リ	マ	ビ	ン	ン
グ	ヨ	ツ	ト	ラ	グ	グ
ル	ー	ボ	ト	フ	ソ	ラ
イ	エ	イ	ス	モ	ウ	ン

見つけた言葉には☑を入れましょう。　※カッコ内の言葉は使いません。

リスト

□ラグビー　　□ヨガ　　□スモウ（相撲）　　□ヨット

□ソフトボール　　□ゴルフ　　□バレーボール　　□マラソン

□ボクシング　　□カヌー　　□スキー　　□スイエイ（水泳）

□ソリ（そり競技）　　□カラテ（空手）

※言葉は右から左、下から上につながるこ
ともあります。また、１つの文字を複数
の言葉で共有することもあります。

残った文字（スポーツの名前）

月　　日

正答数
／24

県庁所在地パズル

● リストから字を選び、答えましょう。

① _つ ☐ 市 （三重県）

② _な_ご_や ☐☐☐ 市 （愛知県）

③ _{さっ}_{ぽろ} ☐☐ 市 （北海道）

④ _な_は ☐☐ 市 （沖縄県）

⑤ _{こう}_ふ ☐☐ 市 （山梨県）

⑥ _{まえ}_{ばし} ☐☐ 市 （群馬県）

⑦ _{こう}_べ ☐☐ 市 （兵庫県）

⑧ _{よこ}_{はま} ☐☐ 市 （神奈川県）

⑨ _{かな}_{ざわ} ☐☐ 市 （石川県）

⑩ _{まつ}_{やま} ☐☐ 市 （愛媛県）

⑪ _み_と ☐☐ 市 （茨城県）

⑫ _{せん}_{だい} ☐☐ 市 （宮城県）

リスト

屋	那	幌	府	名	水	山
戸	甲	橋	覇	台	浜	古
札	戸	松	津	沢	神	金
横	前	仙				

答え ▶ P.103

30 日本の食べ物クロスワード

● カギが表す言葉をひらがなで書き、パズルを完成させましょう。

1	2		3	■	4
■		■	5	6	
7			■		■
■		■	8		■
9	■	10			■
11			■	12	

タテのカギ

2 たくさんの根菜やコンニャク、豆腐を使った汁物。豚汁と間違われることも。○○○○汁。

3 うどんは○○が命。

4 卵は、○○と白味でできている。

6 寿司の一種。たくさんの種類の海鮮をのせ、錦糸卵を華やかに盛る。

8 あわび、さざえ、あさり、しじみ、はまぐりの総称は？

9 ショウガを梅酢に漬けたもの。「○○ショウガ」

10 昆布やかつお節などを煮出して作る汁。

ヨコのカギ

1 春になると地面から頭を出す旬の食材。アク抜きして食す。

5 そばなどに入れる辛い薬味。7種類が入ったものをこう呼ぶ。

7 干物の一種。ひと晩置いて作るのは「○○○干し」。

8 五月の節句に食べる和菓子と言えば、「○○○もち」。

10 コレを加工して醤油、味噌、豆腐などを作ります。

11 小魚を煮て干した、カルシウムがたっぷりの食材。

12 刺身のお供についている、風味のある葉。

月　　日

同じ絵探し ▶紙しばい

● 見本と同じ絵が1つだけあります。探して〇で囲みましょう。

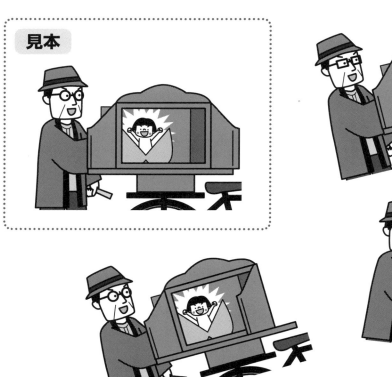

見本

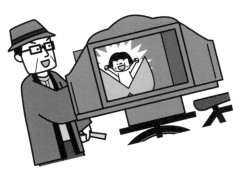

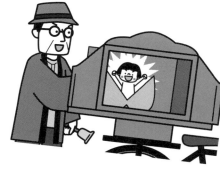

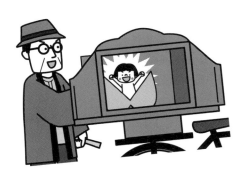

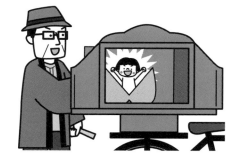

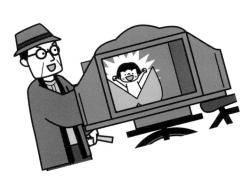

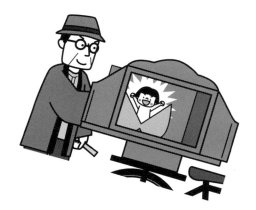

答え ▶ P.104

32 漢字スケルトン

●マスの数をヒントに、リストの言葉をマスに入れましょう。重なったマスには同じ字が入ります。

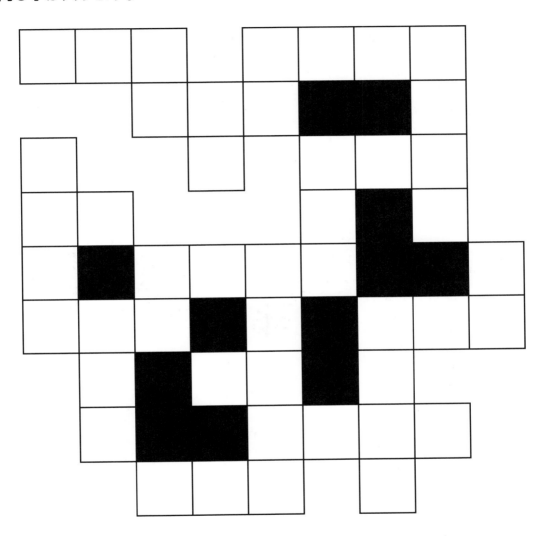

リスト

2文字　年代　走者　人生　相性　通帳　航路　円滑

3文字　高級品　大団円　記憶力　保育器　大学生　保存食
日記帳　滑走路

4文字　社員食堂　食物連鎖　航空会社　生年月日　通信機器
大型連休

5文字　機能性食品

答え ▶ P.105

●演歌のヒット曲です。リストから選んで□に漢字を書きましょう。

① 『［　　］海峡・［　］景色』石川さゆり

② 『夜［　］けのブルース』五木ひろし

③ 『この［　］の花』島倉千代子

④ 『北の［　］から』都はるみ

⑤ 『熱き［　］に』小林旭

⑥ 『浪花［　］だよ人［　］は』細川たかし

⑦ 『舟［　］』八代亜紀

⑧ 『［　］燦燦』美空ひばり

⑨ 『夜［　］お［　］』坂本冬美

⑩ 『［　］の［　］場』北島三郎

リスト　七　宿　冬　愛　軽　生　北　唄
　　　　漁　節　心　津　明　桜　世

●筆算で計算しましょう。

①
```
   3 3
+  1 7
```

②
```
   2 5
+  3 6
```

③
```
   6 1
+  3 5
```

④
```
   4 3
-  1 9
```

⑤
```
   6 6
-  5 9
```

⑥
```
   7 2
-  5 8
```

⑦
```
   1 2
×  3 9
```

⑧
```
   2 6
×  2 1
```

⑨
```
   4 7
×  6 3
```

答え ▶ P.105

月　　日

時間　　分　　秒

正答数　/12

なぞり書き

● 次の漢字をなぞり、読みをひらがなで書きましょう。

① 兎

［読み　　　　　　　　　］

② 雀

［読み　　　　　　　　　］

③ 鹿

［読み　　　　　　　　　］

④ 二十日鼠

［読み　　　　　　　　　］

⑤ 日本猿

［読み　　　　　　　　　］

⑥ 蛍

［読み　　　　　　　　　］

⑦ 猪

［読み　　　　　　　　　］

⑧ 鶴

［読み　　　　　　　　　］

⑨ 龍

［読み　　　　　　　　　］

⑩ 鶏

［読み　　　　　　　　　］

⑪ 虎

［読み　　　　　　　　　］

⑫ 猫

［読み　　　　　　　　　］

答え ▶ P.105

36 寺院パズル

●リストの字を選び、寺院の名前を完成させましょう。

① 東[だい]寺 （奈良県）

② 川[さき]大師 （神奈川県）

③ 大本山 永[へい]寺 （福井県）

④ 龍[あん]寺 （京都府）

⑤ 成田山 [しん]勝寺 （千葉県）

⑥ 比叡山 [えん]暦寺 （滋賀県）

⑦ 浅[そう]寺 （東京都）

⑧ 信州[ぜん]光寺 （長野県）

⑨ 関山 中[そん]寺 （岩手県）

⑩ 総本山 [くら]馬寺 （京都府）

⑪ 四[てん]王寺 （大阪府）

⑫ 宝珠山 立[しゃく]寺 （山形県）

リスト

鞍　草　平　大　尊　石

善　新　崎　安　延　天

答え ▶ P.106

41

時間　　分　　秒

昭和イラスト間違い探し

● 下の絵には７か所、上と異なる部分があります。それを探して〇で囲みましょう。

間違い
7か所

正

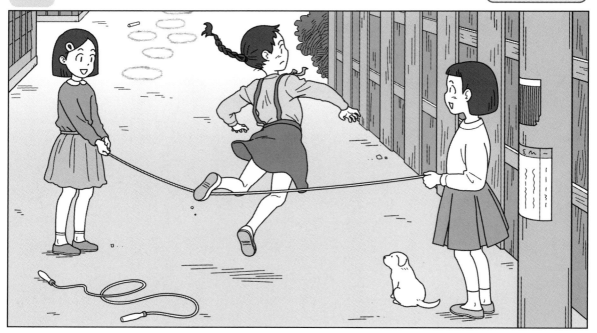

誤

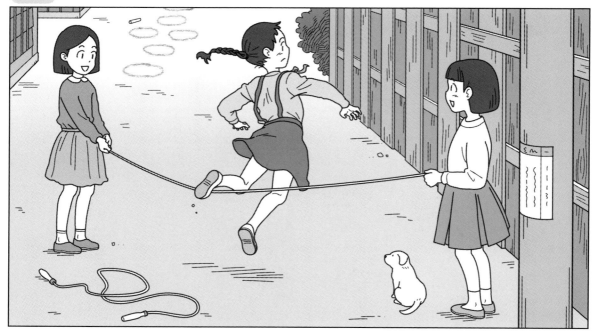

答え ▶ P.106

38 慣用句パズル

時間　　分　　秒

正答数　　/14

● □にあてはまる1字をリストから選び、慣用句を完成させましょう。

① [　] をかける

② 本 [　] を入れる

③ 高嶺の [　]

④ [　] が騒ぐ

⑤ 毒にも [　] にもならぬ

⑥ お [　] を濁す

⑦ 寝た [　] を起こす

⑧ 上の [　]

⑨ [　] を馳せる

⑩ [　] を掴むよう

⑪ 乗り掛かった [　]

⑫ [　] に就く

⑬ [　] が深い

⑭ [　] の荷が下りる

リスト

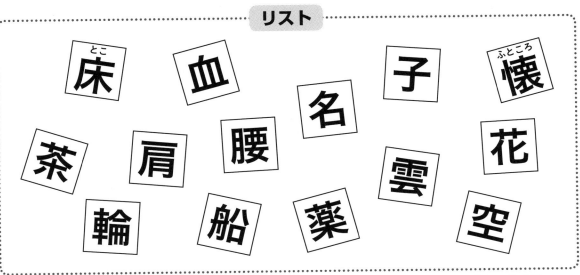

床　血　子　懐　名　茶　肩　腰　花　雲　空　輪　船　薬

答え ▶ P.106

仲間はずれ探し ▶風鈴

● 下の絵の中に、<u>1つだけ違うもの</u>があります。それを探して○で囲みましょう。

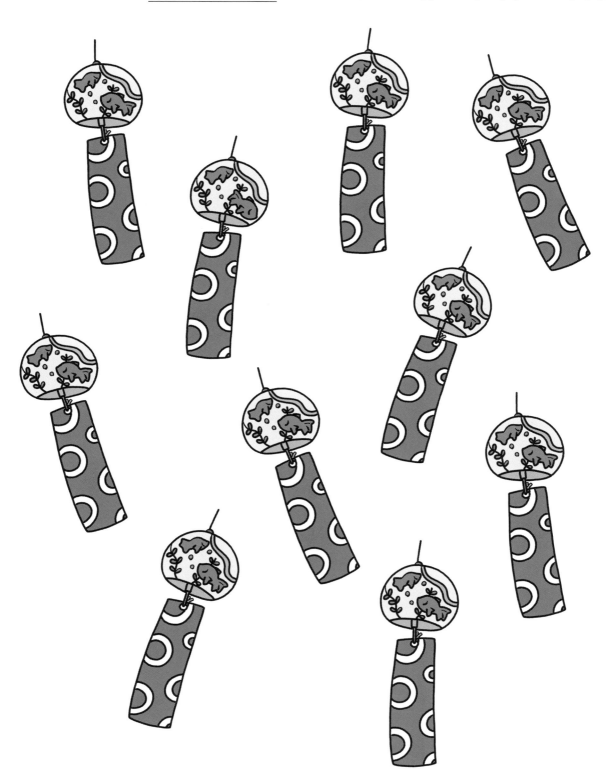

答え ▶ P.106

40 春のクロスワード

● カギが表す言葉をひらがなで書き、パズルを完成させましょう。

1		2		3	
	■		■		■
4	5	■	6		
7		8	■		■
	■	9	10		11
■	12			■	

タテのカギ

1 ３〜５月に行われる祭り全般。

2 春の田植えで植えた苗は、秋にはコレになる。

3 春の終わりごろを指す言葉。

5 春に生まれたオタマジャクシは、いずれ水中から○○地へ。

8 卒業式にみんなで寄せ書きをする用紙。

10 夢中になりすぎて、○○に浮かされたようになる。

11 漢字で「枇杷」と書く、春のくだもの。

ヨコのカギ

1 春を告げる風。

4 平安貴族は春になるとコレを蹴(け)って雅(みやび)な遊びをしたと言う。「蹴(け)○○」

6 大阪で３月に行われる相撲は「春(はる)○○○」。

7 「土筆」と書く、春の野原でおなじみの野草。

9 卒業式や入学式は、それぞれ人生の「○○○○」。

12 乾燥した部屋の必需品「○○○器」。春には片付けよう。

答え▶ P.107

● 筆算で計算しましょう。

① 　29
　+　35
　□

② 　19
　+　66
　□

③ 　41
　+　27
　□

④ 　39
　−　25
　□

⑤ 　66
　−　27
　□

⑥ 　74
　−　36
　□

⑦ 　28
　×　40
　□
　□
　□

⑧ 　31
　×　33
　□
　□
　□

⑨ 　40
　×　51
　□
　□
　□

時間　　分　秒

正答数 ／23

42 日用品パズル

● リストから字を選び、答えましょう。

① 〔は〕□ブラシ

② 〔ほう〕〔ちょう〕□□

③ 化〔しょう〕〔ひん〕□□

④ 〔さい〕〔ふ〕□□

⑤ 〔ちゃ〕〔わん〕□□

⑥ 〔くつ〕〔した〕□□

⑦ 〔まん〕〔ねん〕〔ひつ〕□□□

⑧ 〔ほん〕〔だな〕□□

⑨ 〔て〕〔かがみ〕□□

⑩ 〔かぎ〕□

⑪ 腕〔うで〕〔どけい〕□□□

⑫ 〔つめ〕〔き〕□□り

リスト

粧	手	筆	包	鍵	下	棚
鏡	財	年	品	丁	碗	布
計	爪	茶	時	万	靴	切
本	歯

答え ▶ P.107

43 四文字スケルトン

● リストの言葉をマスに入れましょう。重なったマスには同じ字が入ります。

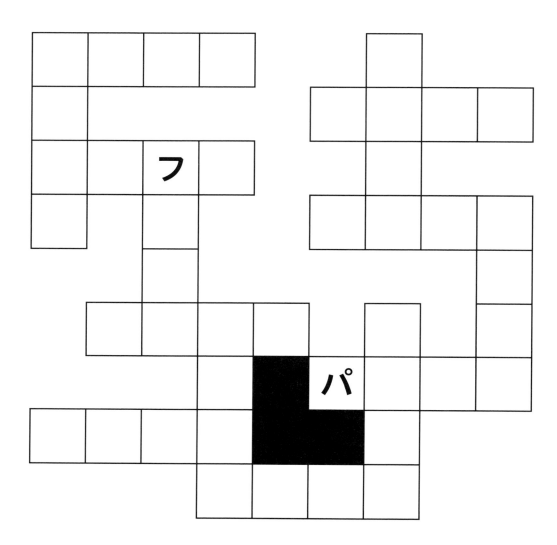

リスト

インテリ	セールス	インフレ	タクシー
オルガン	パソコン	カステラ	フォーク
カーテン	ラーメン	ガソリン	スタンド
スライド	シナリオ		

44 なぞり書き

●次の漢字をなぞり、読みをひらがなで書きましょう。

① 落葉

［読み　　　　　　　　　　］

② 台風

［読み　　　　　　　　　　］

③ 夜長

［読み　　　　　　　　　　］

④ 月見

［読み　　　　　　　　　　］

⑤ 鈴虫

［読み　　　　　　　　　　］

⑥ 収穫

［読み　　　　　　　　　　］

⑦ 紅葉

［読み　　　　　　　　　　］

⑧ 彼岸

［読み　　　　　　　　　　］

⑨ 仲秋

［読み　　　　　　　　　　］

⑩ 稲穂

［読み　　　　　　　　　　］

⑪ 銀杏

［読み　　　　　　　　　　］

⑫ 豊穣

［読み　　　　　　　　　　］

答え ▶ P.108

時間　　分　　秒

仲間はずれ探し ▶黒電話

● 下の絵の中に、<u>1つだけ違うもの</u>があります。それを探して〇で囲みましょう。

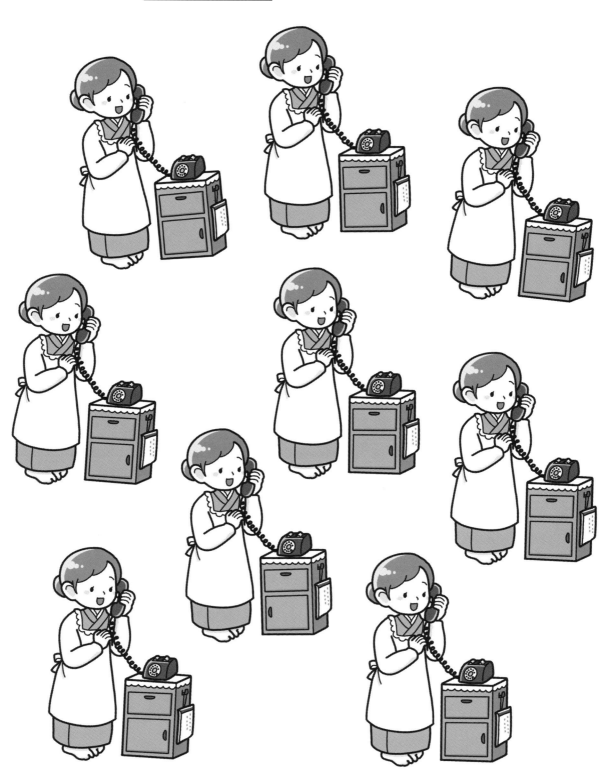

50

答え ▶ P.108

46 地名シークワーズ

● リストの地名の読みをタテ・ヨコ・ナナメの8方向から探して、「まつやま」のように線を引きましょう。その後、使わずに残った文字を、左上から下へ順につなげ、地名をつくりましょう。　※小さい「っ」などは大きい「つ」として表示しています。

さ	ま	ま	つ	ま	ま	は
べ	つ	は	く	や	ご	な
う	や	ぽ	ま	ち	だ	ま
こ	ま	め	ろ	い	せ	い
ぎ	す	や	ふ	か	ん	づ
ち	い	の	う	つ	だ	る
づ	か	す	こ	よ	い	へ

リスト

見つけた言葉には☑を入れましょう。　※カッコ内の言葉は使いません。

□神戸（兵庫県）　　□浜松（静岡県）　　□四日市（三重県）
□舞鶴（京都府）　　□名古屋（愛知県）　□町田（東京都）
□八女（福岡県）　　□札幌（北海道）　　□安来（島根県）
□甲府（山梨県）　　□仙台（宮城県）　　□横須賀（神奈川県）
□焼津（静岡県）　　□千曲（長野県）

※言葉は右から左、下から上につながることもあります。また、1つの文字を複数の言葉で共有することもあります。

残った文字（日本の都市名）

答え ▶ P.109

時間　分　秒

正答数
/15

47 ヒット曲パズル

● 1960〜1970年代のヒット曲です。リストから選んで □ に漢字を書きましょう。

① 『冬の 　　　』アリス

② 『神 　 川』かぐや姫

③ 『 　 の首 　 り』ザ・タイガース

④ 『学生 　 の 　 茶店』ガロ

⑤ 『精 　 流し』グレープ

⑥ 『 　 をください』赤い鳥

⑦ 『或る 　 突 　 』トワ・エ・モワ

⑧ 『 　 る言葉』海援隊

⑨ 『22才の 　 れ』風

⑩ 『あの 　 しい愛をもう一度』

加藤和彦・北山修

リスト　別　霊　妻　喫　飾　稲　然　花
　　　素　翼　田　贈　街　日　晴

答え ▶ P.109

48 漢字合体パズル

●バラバラになったピースを合体してできる漢字1字を書きましょう。

①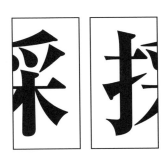

⑤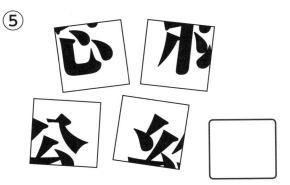

②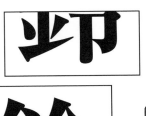

⑥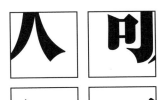

③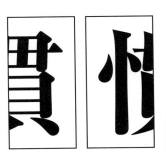

⑦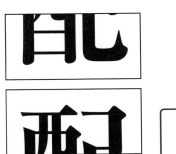

④

⑧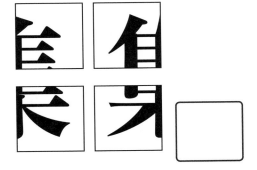

答え ▶ P.109

53

49 同じ絵探し ▶レコードプレーヤー

● 見本と同じ絵が2つあります。探して〇で囲みましょう。

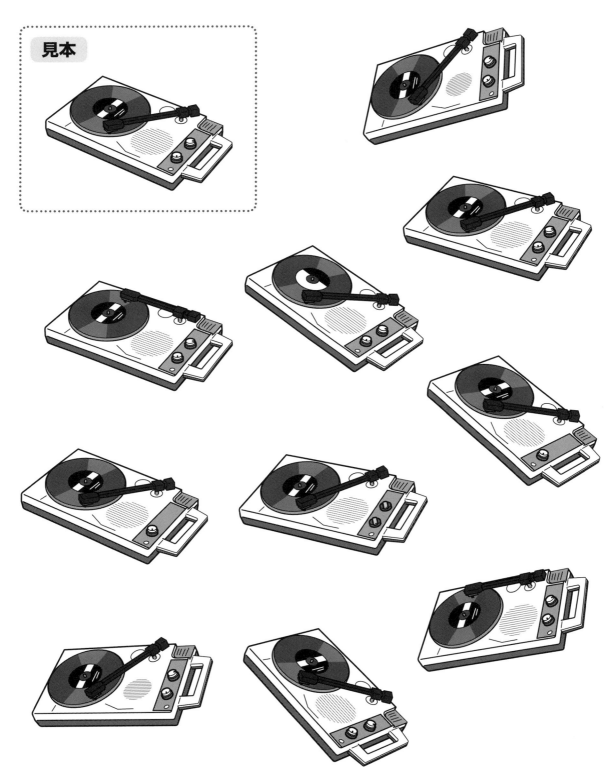

見本

54

答え ▶ P.109

50 慣用句パズル

●□にあてはまる1字をリストから選び、慣用句を完成させましょう。

① □を巻く

② 一□脱ぐ

③ 帳□を合わせる

④ □の道

⑤ 一□を画す

⑥ 元も□もない

⑦ □が違う

⑧ □が減らない

⑨ 足が□になる

⑩ □が薄い

⑪ □が甘い

⑫ □前の灯火

⑬ □が寒い

⑭ 好事□多し

リスト

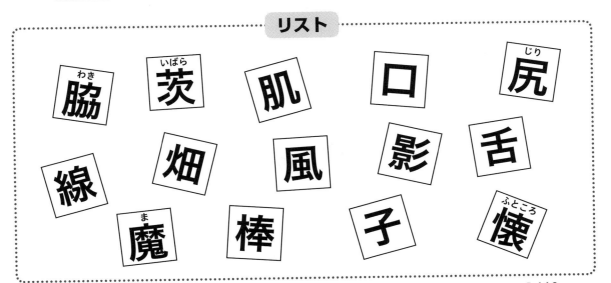

脇　茨　肌　口　尻

線　畑　風　影　舌

魔　棒　子　懐

答え ▶ P.110

55

51 温泉地パズル

● リストから字を選び、答えましょう。

① くさ つ ［　　｜　　］温泉（群馬県）

② きの さき ［　　｜　　］温泉（兵庫県）

③ べっ ぷ ［　　｜　　］温泉（大分県）

④ しら ほね ［　　｜　　］温泉（長野県）

⑤ どう ご ［　　｜　　］温泉（愛媛県）

⑥ い さ わ ［　　｜　　］温泉（山梨県）

⑦ げ ろ ［　　｜　　］温泉（岐阜県）

⑧ 和 くら ［　　］温泉（石川県）

⑨ ゆ ふ ［　　｜　　］院温泉（大分県）

⑩ 鬼 き ぬ がわ ［　　｜　　］温泉（栃木県）

⑪ 湯 ゆ がわら ［　　｜　　］温泉（神奈川県）

⑫ い か ［　　｜　　］保温泉（群馬県）

リスト

後　呂　川　崎　倉　石　城
伊　原　布　府　骨　草　道
香　別　河　怒　下　由　津
和　白

答え ▶ P.110

52 四文字熟語スケルトン

● リストの言葉をマスに入れましょう。重なったマスには同じ字が入ります。

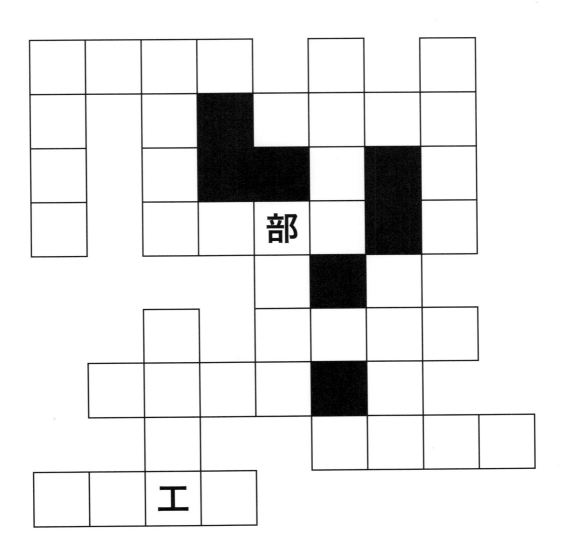

リスト

図画工作	日進月歩	月見団子	木造家屋
製造月日	日常茶飯	子供部屋	縦列駐車
部分日食	食肉加工	弱肉強食	発車時刻
日本列島	三日天下		

答え ▶ P.110

53 筆算

●筆算で計算しましょう。

①
```
   37
 + 25
```

②
```
   29
 + 73
```

③
```
   55
 + 66
```

④
```
   70
 - 53
```

⑤
```
   61
 - 45
```

⑥
```
   92
 - 34
```

⑦
```
   16
 × 47
```

⑧
```
   29
 × 36
```

⑨
```
   31
 × 55
```

答え ▶ P.110

54 なぞり書き

時間　　分　　秒

正答数　/12

● 次の漢字をなぞり、読みをひらがなで書きましょう。

① 調理

［読み　　　　　　　　　　］

② 旬

［読み　　　　　　　　　　］

③ 重箱

［読み　　　　　　　　　　］

④ 箸

［読み　　　　　　　　　　］

⑤ 食卓

［読み　　　　　　　　　　］

⑥ 献立

［読み　　　　　　　　　　］

⑦ 惣菜

［読み　　　　　　　　　　］

⑧ 会食

［読み　　　　　　　　　　］

⑨ 栄養

［読み　　　　　　　　　　］

⑩ 好物

［読み　　　　　　　　　　］

⑪ 弁当

［読み　　　　　　　　　　］

⑫ 満腹

［読み　　　　　　　　　　］

答え ▶ P.111

文豪シークワーズ

● リストの名前をタテ・ヨコ・ナナメの８方向から探して、「梶井基次郎」のように線を引きましょう。その後、使わずに残った文字を、左上から下へ順につなげ、文豪の名前をつくりましょう。

歩	太	梶	井	基	次	郎
独	葉	芥	横	光	利	一
田	一	川	端	康	成	潤
木	口	龍	中	花	宰	崎
国	樋	之	雄	島	鏡	谷
中	里	介	山	辰	敦	泉
迷	四	亭	葉	二	堀	治

見つけた言葉には☑を入れましょう。

リスト

- □ 樋口一葉（ひぐちいちよう）
- □ 中島敦（なかじまあつし）
- □ 芥川龍之介（あくたがわりゅうのすけ）
- □ 堀辰雄（ほりたつお）
- □ 二葉亭四迷（ふたばていしめい）
- □ 中里介山（なかざとかいざん）
- □ 国木田独歩（くにきだどっぽ）
- □ 横光利一（よこみつりいち）
- □ 泉鏡花（いずみきょうか）
- □ 川端康成（かわばたやすなり）
- □ 谷崎潤一郎（たにざきじゅんいちろう）

※言葉は右から左、下から上につながることもあります。また、１つの文字を複数の言葉で共有することもあります。

残った文字（文豪の名前）

答え ▶ P.111

月　日

時間　分　秒

正答数　／6

● 形をもとに都道府県名を書きましょう。

①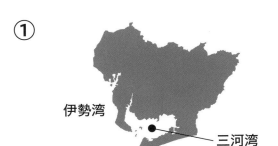

伊勢湾

三河湾

中部　　　　　　　県

中部地方最大の都市を有し、2005年に「愛・地球博」が開催された。

②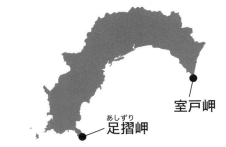

室戸岬

足摺岬（あしずり）

四国　　　　　　　県

旧国名は「土佐（とさ）」。坂本龍馬ゆかりの地である桂浜が有名。

③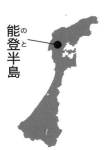

能登半島（のと）

中部　　　　　　　県

兼六園や加賀友禅、金箔（きんぱく）などの伝統工芸が有名。

④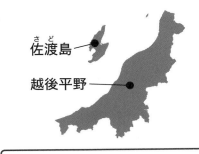

佐渡島（さど）

越後平野

中部　　　　　　　県

日本の米どころの1つで、魚沼産（うおぬま）コシヒカリが有名。

⑤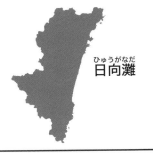

日向灘（ひゅうがなだ）

九州　　　　　　　県

温暖な気候を活かしたマンゴーや夏ミカンの栽培が有名。

⑥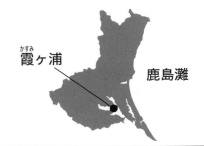

霞ヶ浦（かすみ）

鹿島灘

関東　　　　　　　県

筑波山や袋田（ふくろだ）の滝、偕楽園（かいらくえん）や牛久（うしく）大仏など見どころたっぷり。

※縮尺は都道府県により異なります。島・湖沼は一部省略。

答え ▶ P.111

57 昭和イラスト間違い探し

● 下の絵には6か所、上と異なる部分があります。それを探して〇で囲みましょう。

間違い
6か所

正

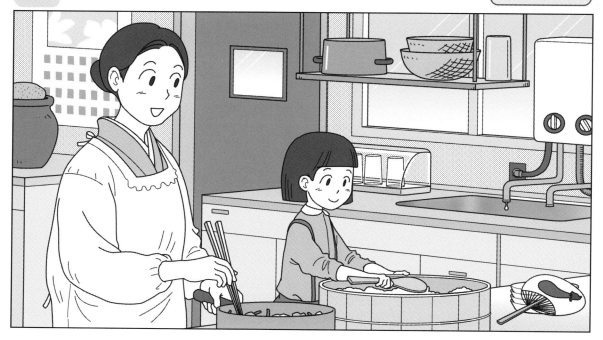

誤

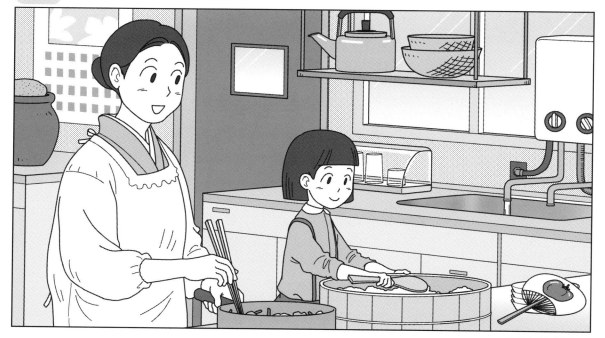

62

答え ▶ P.111

58 政治家パズル

● リストの字を選び、人物の名前を完成させましょう。

① 伊藤 [ひろ]文（いとう　ぶみ）

② 田中 [かく]栄（たなか　えい）

③ 板垣 [たい]助（いたがき　すけ）

④ 三木 [たけ]夫（みき　お）

⑤ 池田 [はや]人（いけだ　と）

⑥ 中 [そ]根康弘（なか　ねやすひろ）

⑦ [しぶ]沢栄一（さわえいいち）

⑧ 大 [くま]重信（おお　しげのぶ）

⑨ 竹下 [のぼる]（たけした）

⑩ 吉田 [しげる]（よしだ）

⑪ 大 [ひら]正芳（おお　まさよし）

⑫ 佐藤栄 [さく]（さとうえい）

リスト

渋　作　角　退　茂　勇
登　武　曽　隈　博　平

59 漢字合体パズル

正答数 /8

●バラバラになったピースを合体してできる漢字1字を書きましょう。

①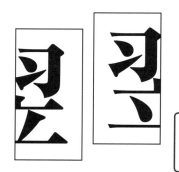

⑤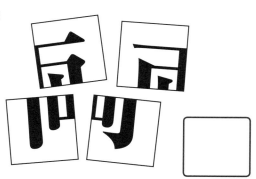

②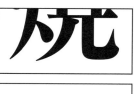

⑥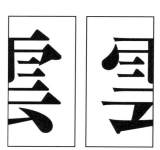

③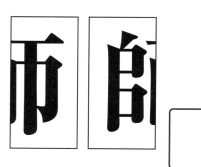

⑦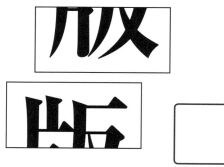

④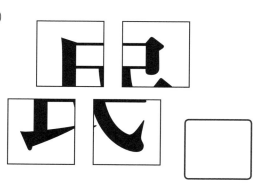

⑧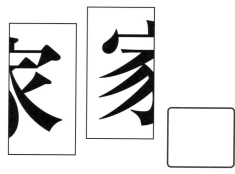

答え ▶ P.112

慣用句パズル

●□にあてはまる1字をリストから選び、慣用句を完成させましょう。

① □を通す

② □を占める

③ 金に□目をつけない

④ 息が□い

⑤ □につく

⑥ □をくだく

⑦ □を懸ける

⑧ 青菜に□

⑨ □を割ったよう

⑩ □に竹を接ぐ

⑪ □が出るか蛇が出るか

⑫ □に火を点す

⑬ 有終の□を飾る

⑭ 二枚□を使う

リスト

爪（つめ）　長　糸　鼻

塩　舌（じた）　筋　竹

願

味　鬼　心　木　美

61 同じ絵探し ▶信楽焼のたぬき

● 見本と同じ絵が２つあります。探して〇で囲みましょう。

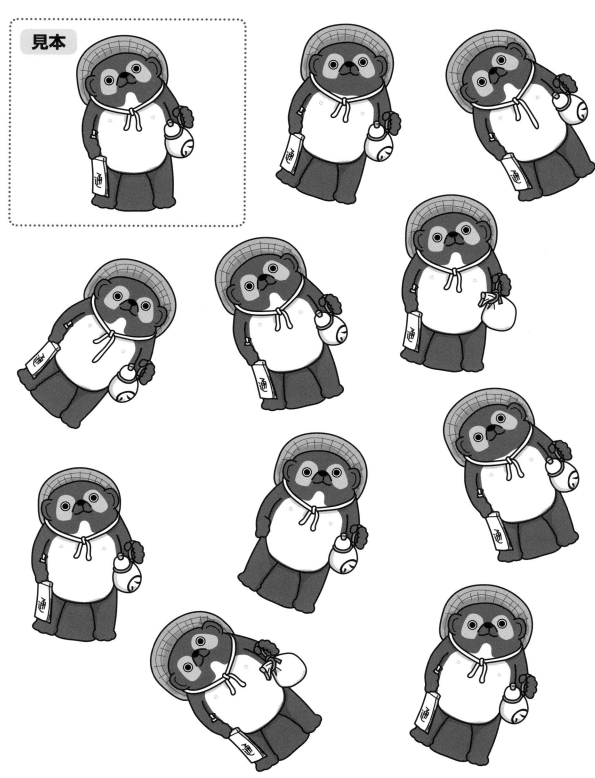

見本

答え ▶ P.112

62 なぞり書き

●次の漢字をなぞり、読みをひらがなで書きましょう。

① 冬眠

［読み　　　　　　　　　］

② 冬至

［読み　　　　　　　　　］

③ 暖房

［読み　　　　　　　　　］

④ 冬将軍

［読み　　　　　　　　　］

⑤ 厳冬

［読み　　　　　　　　　］

⑥ 厚着

［読み　　　　　　　　　］

⑦ 霜柱

［読み　　　　　　　　　］

⑧ 歳末

［読み　　　　　　　　　］

⑨ 火鉢

［読み　　　　　　　　　］

⑩ 雪化粧

［読み　　　　　　　　　］

⑪ 歳暮

［読み　　　　　　　　　］

⑫ 大晦日

［読み　　　　　　　　　］

答え ▶ P.112

●筆算で計算しましょう。

①
$$\begin{array}{r} 22 \\ + 37 \\ \hline \end{array}$$

②
$$\begin{array}{r} 36 \\ + 59 \\ \hline \end{array}$$

③
$$\begin{array}{r} 46 \\ + 76 \\ \hline \end{array}$$

④
$$\begin{array}{r} 56 \\ - 18 \\ \hline \end{array}$$

⑤
$$\begin{array}{r} 70 \\ - 21 \\ \hline \end{array}$$

⑥
$$\begin{array}{r} 93 \\ - 64 \\ \hline \end{array}$$

⑦
$$\begin{array}{r} 70 \\ \times 25 \\ \hline \end{array}$$

⑧
$$\begin{array}{r} 48 \\ \times 37 \\ \hline \end{array}$$

⑨
$$\begin{array}{r} 53 \\ \times 41 \\ \hline \end{array}$$

答え ▶ P.113

64 漢字スケルトン

●マスの数をヒントに、リストの言葉をマスに入れましょう。重なったマスには同じ字が入ります。

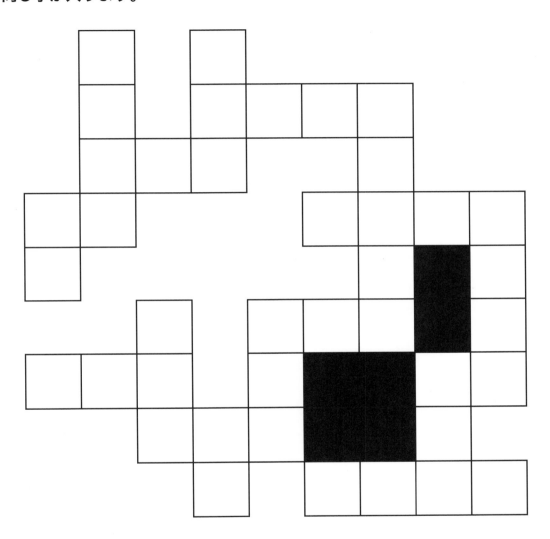

リスト

2文字　家具　風呂　探検　家事

3文字　換気扇　静電気　洗濯機　記念日　洗面所　誕生日

　　　　　扇風機　探査機

4文字　精密機械　新聞記事　車両点検　始発電車　生活用水

5文字　水力発電所

旧国名パズル

●リストから字を選び、答えましょう。

① お　わり（現在の愛知県西部）

② し　な　の（現在の長野県）

③ か　が（現在の石川県南半部）

④ い　ず　み（現在の大阪府南部）

⑤ さ　ぬ　き（現在の香川県）

⑥ さつ　ま（現在の鹿児島県西部）

⑦ き　い（現在の和歌山県・三重県南部）

⑧ おう　み（現在の滋賀県）

⑨ えち　ご（現在の新潟県）

⑩ えっ　ちゅう（現在の富山県）

⑪ りゅう　きゅう（現在の沖縄県）

⑫ たん　ば（現在の京都府中部・兵庫県東部）

リスト

球　越　岐　江　賀　中　後
和　讃　摩　尾　越　琉　近
丹　濃　加　張　波　信　伊
薩　紀　泉

答え ▶ P.113

66 思い出しクロスワード

● カギが表す言葉をひらがなで書き、パズルを完成させましょう。

1	■	2	3	4	
5	6	■	7		■
■	8	9		■	10
11	■	12		13	
14	15		■		■
16		■	17		

タテのカギ

1 「○○を追うものは一兎をも得ず」

3 世間話に花を咲かせる○○○○会議。

4 「開け○○」。開けるときの呪文。

6 過去を美しくすること。「思い出を○○する」

9 時計が知らせるものは？

10 桃太郎のお供は、サル・イヌと○○。

11 「生糸」の読みは？

13 大政奉還から明治政府成立へ。「明治○○○」。

15 華美・派手の反対の意味の言葉。

ヨコのカギ

2 深い味わいや本当の楽しさのこと。漢字で書くと「醍醐味」。

5 「○○が鷹を生む」

7 家で靴を脱ぐ場所。昔は土でできていた。

8 「○○○の馬鹿力」

12 かたくなに自分の考えを通すこと。「○○○○を張る」

14 素晴らしい業績を成した人。「歴史上の○○○」

16 財産や、豊かなことを表す言葉。「巨万の○○を築く」

17 和菓子に使われる、小豆を甘く煮たもの。

答え▶ P.114

67 昭和イラスト間違い探し

● 下の絵には6か所、上と異なる部分があります。それを探して〇で囲みましょう。

間違い
6か所

正

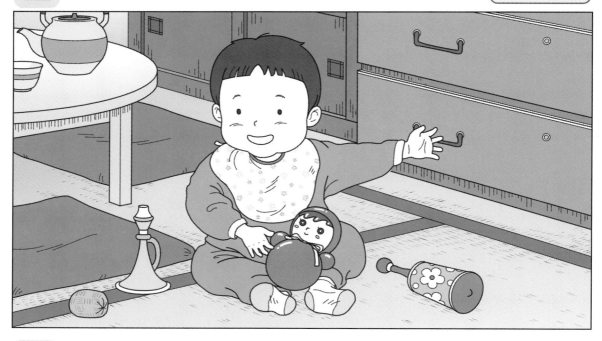

誤

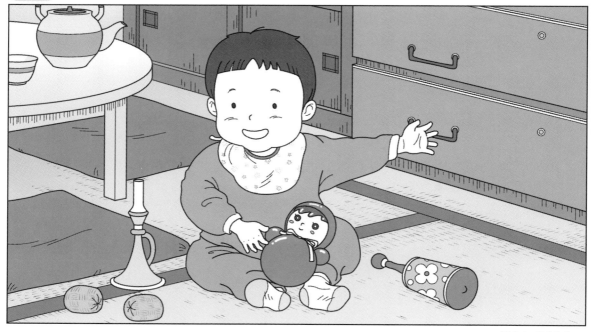

答え ▶ P.114

68 慣用句パズル

●□にあてはまる1字をリストから選び、慣用句を完成させましょう。

① □ をすぼめる

② 足を □ める

③ □ が弾はずむ

④ 猫ねこの □

⑤ □ が取とれる

⑥ □ の巻まき

⑦ □ に入いる

⑧ □ を細ほそめる

⑨ □ に出でる者ものがいない

⑩ □ を見みるよりも明あきらか

⑪ 身みを □ にする

⑫ □ を立たてる

⑬ □ を連つらねる

⑭ □ の筵むしろ

リスト

虎とら　額ひたい　右　止　粉こ

軒のき　顔　針　目

角　火　話

悦えつ　肩

答え▶P.114

73

69 都道府県シルエット

● 形をもとに都道府県名を書きましょう。

①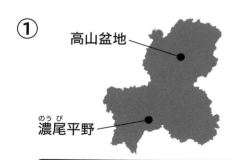

高山盆地

濃尾平野（のうび）

中部
県

白川郷に飛騨高山（ひだ）、下呂温泉（げろ）など、観光地がたくさん。

②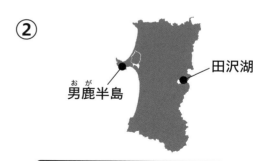

男鹿半島（おが）

田沢湖

東北
県

玉川温泉に乳頭温泉（にゅうとう）など、温泉地の多い癒やしの県（い）。

③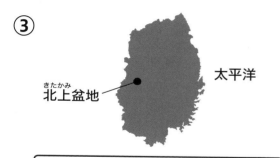

北上盆地（きたかみ）

太平洋

東北
県

世界遺産に登録された平泉が有名。わんこそばが名物。

④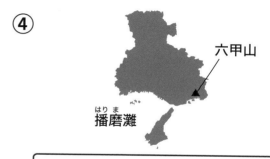

六甲山

播磨灘（はりま）

近畿
県

神戸港は開国の港町。有馬温泉（ありま）や城崎温泉（きのさき）も有名。

⑤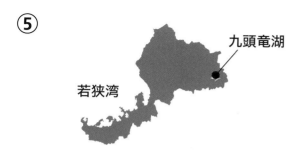

九頭竜湖

若狭湾

中部
県

恐竜の化石が出土（しゅつど）。眼鏡フレーム（めがね）の町、鯖江市（さばえ）が有名。

⑥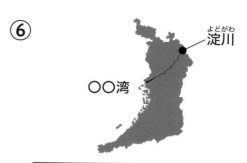

淀川（よどがわ）

○○湾

近畿
府

関西を代表する大都市。4つの府県と湾に囲まれている。

※縮尺は都道府県により異なります。島・湖沼は一部省略。

答え ▶ P.114

●筆算で計算しましょう。

①
$$45 + 49$$

②
$$38 + 29$$

③
$$81 + 57$$

④
$$61 - 38$$

⑤
$$74 - 29$$

⑥
$$89 - 46$$

⑦
$$37 \times 18$$

⑧
$$26 \times 41$$

⑨
$$62 \times 12$$

答え ▶ P.115

漢字合体パズル

●バラバラになったピースを合体してできる漢字1字を書きましょう。

①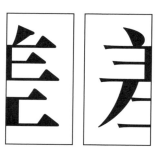

②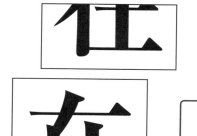

③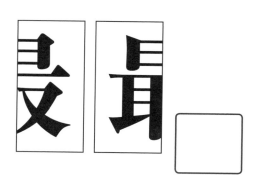

④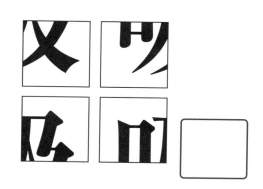

⑤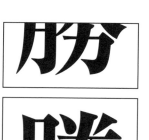

⑥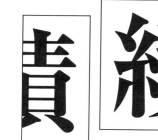

⑦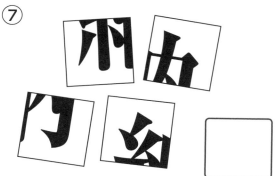

⑧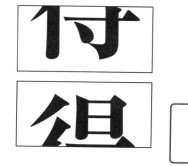

76

答え ▶ P.115

72 グルメシークワーズ

● リストの言葉をタテ・ヨコ・ナナメの8方向から探して、「スキヤキ」のように線を引きましょう。その後、使わずに残った文字を、左上から下へ順につなげ、料理名をつくりましょう。

ノ	ウ	オ	キ	ヤ	キ	ス
サ	モ	コ	ロ	ッ	ケ	ブ
ヒ	シ	ノ	モ	ニ	ン	タ
ヤ	ソ	ミ	ス	シ	デ	ゲ
ヤ	バ	ヤ	ザ	チ	オ	ア
ッ	ド	キ	ピ	ュ	ン	ラ
コ	ス	イ	ラ	ー	レ	カ

リスト

見つけた言葉には☑を入れましょう。　※カッコ内の言葉は使いません。

□サシミ（刺身）　　□スノモノ（酢の物）　　□ピザ
□オコノミヤキ（お好み焼き）　　□カラアゲ（唐揚げ）
□スブタ（酢豚）　　□コロッケ　　□オデン　　□ニモノ（煮物）
□シチュー　　□ソバ（蕎麦）　　□カレーライス
□ヒヤヤッコ（冷奴）

※言葉は右から左、下から上につながることもあります。また、1つの文字を複数の言葉で共有することもあります。

残った文字（料理名）

焼き物パズル

● リストから字を選び、答えましょう。

① きょう ▢ 焼（京都府）

② く たに ▢▢ 焼（石川県）

③ び ぜん ▢▢ 焼（岡山県）

④ み の ▢▢ 焼（岐阜県）

⑤ い ま り ▢▢▢ 焼（佐賀県）

⑥ きよ みず ▢▢ 焼（京都府）

⑦ せ と ▢▢ 焼（愛知県）

⑧ い が ▢▢ 焼（三重県）

⑨ あり た ▢▢ 焼（佐賀県）

⑩ しが らき ▢▢▢▢ 焼（滋賀県）

⑪ はぎ ▢ 焼（山口県）

⑫ まし こ ▢▢ 焼（栃木県）

リスト

美	瀬	清	備	賀	萩	京
万	益	信	田	濃	水	戸
前	谷	伊	里	有	伊	子
九	楽					

答え ▶ P.115

74 ヒット曲パズル

● 1970年代のヒット曲です。リストから選んで□に漢字を書きましょう。

① 『関[かん][ぱく]宣[せん][げん]』 さだまさし

② 『[ぎん]河[が][てつ]道999』 ゴダイゴ

③ 『[かさ]がない』 井上陽水

④ 『[い]邦[ほう][じん]』 久保田早紀

⑤ 『大[だい][と]会[かい]』 クリスタルキング

⑥ 『[み]せられて』 ジュディ・オング

⑦ 『知[しれ][とこ]旅[りょ][じょう]』 加藤登紀子

⑧ 『青[あお][ば]城[じょう][こい]唄[うた]』 さとう宗幸

⑨ 『かもめが[と]んだ日[ひ]』 渡辺真知子

⑩ 『[とき]の過ぎゆくままに[す]』 沢田研二

リスト

床　恋　都　言　鉄　人　翔　白
葉　情　異　銀　傘　時　魅

月　　日

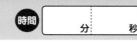

時間　分　秒

正答数
／12

●次の漢字をなぞり、読みをひらがなで書きましょう。

① 年賀状

[読み　　　　　　　　]

② 風物詩

[読み　　　　　　　　]

③ 成人式

[読み　　　　　　　　]

④ 七夕

[読み　　　　　　　　]

⑤ 淡雪

[読み　　　　　　　　]

⑥ 七草粥

[読み　　　　　　　　]

⑦ 八重桜

[読み　　　　　　　　]

⑧ 下駄

[読み　　　　　　　　]

⑨ 面影

[読み　　　　　　　　]

⑩ 白無垢

[読み　　　　　　　　]

⑪ 雛人形

[読み　　　　　　　　]

⑫ 初詣

[読み　　　　　　　　]

答え ▶ P.116

● マスの数をヒントに、リストの地名をマスに入れましょう。重なったマスには同じ字が入ります。

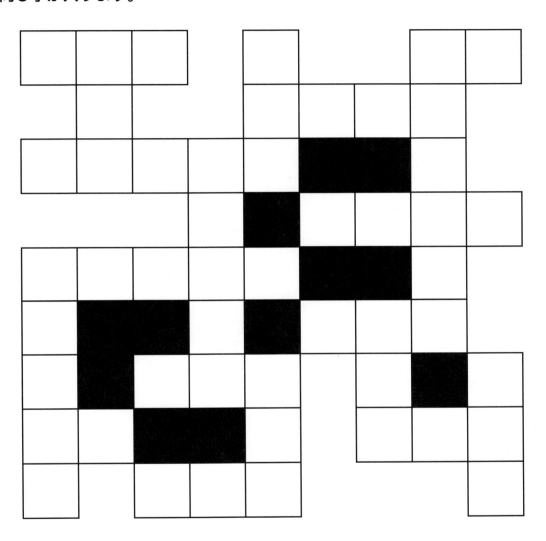

リスト

2文字　タイ　マリ

3文字　イラン　ベニス　マルタ　ニース　タヒチ　スイス
ツバル　オスロ　ラオス　ハイチ

4文字　モロッコ　バチカン

5文字　パラグアイ　イスラエル　エクアドル　パキスタン

6文字　マンハッタン

答え ▶ P.116

81

月　　日

時間　　分　　秒

仲間はずれ探し ▶白黒テレビ

● 下の絵の中に、<u>1つだけ違うもの</u>があります。それを探して○で囲みましょう。

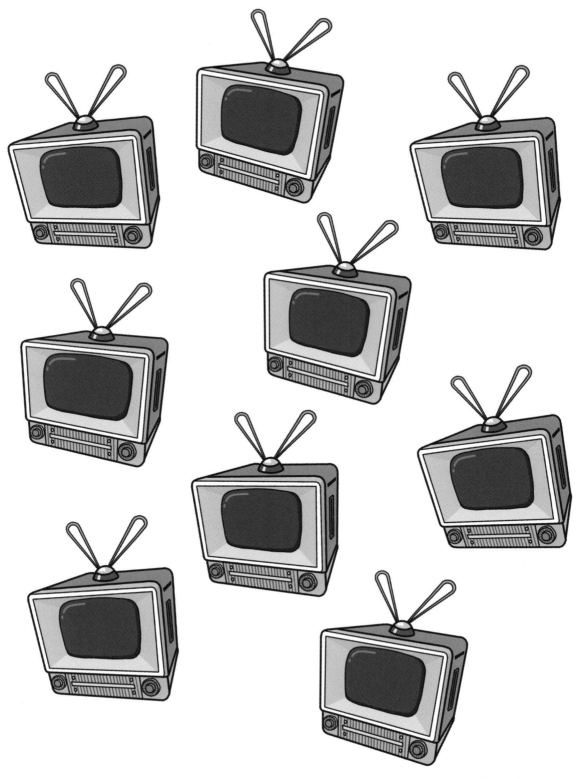

答え ▶ P.116

78 名山パズル

● リストの字を選び、山の名前を完成させましょう。

① □ふ 士山じさん （山梨県・静岡県）

② 木曽きそ □こま ヶ岳がたけ （長野県）

③ □と□かち 岳だけ （北海道）

④ □きり ヶ峰がみね （長野県）

⑤ □だい□せん （鳥取県）

⑥ 天あま □ぎ 山さん （静岡県）

⑦ 伊い □ぶき 山やま （滋賀県・岐阜県）

⑧ □つるぎ 山さん （徳島県）

⑨ □やつ ヶ岳がたけ （長野県・山梨県）

⑩ □たん□ざわ 山さん （神奈川県）

⑪ □いし 鎚山づちさん （愛媛県）

⑫ □あさ□ま 山やま （長野県・群馬県）

リスト

駒　丹　勝　十　浅　富
八　剣　霧　山　間　吹
石　城　沢　大

答え ▶ P.117

夏のクロスワード

●カギが表す言葉をひらがなで書き、パズルを完成させましょう。

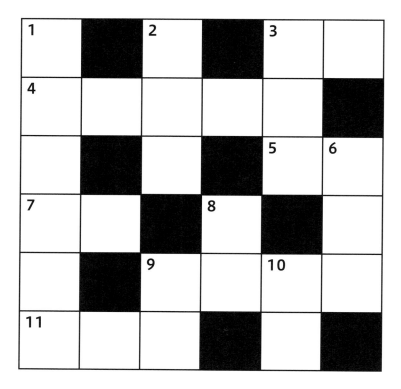

タテのカギ

1 下鴨神社と上賀茂神社で行う、京都の初夏を彩る「葵祭」。その読みは？

2 日をさえぎるためにさす傘。おもに女性が使う。

3 海に行ったら、コレをふくらませてプカプカ浮かぶ。

6 夏休みと言えば、早起きして○○○体操へ。

8 日本の夏は、暑くて雨の多い高温多雨。「多雨」の読みは？

9 急な雷雨にご注意。「○○だち」とも言う。

10 夏の夜、池から「○○ガエル」の鳴き声が聞こえる。

ヨコのカギ

3 夏バテ解消！　鰻を食べる「土用の○○の日」。

4 7月9日は森鷗外の命日、「鷗外忌」の読みは？

5 夏空の下では、麦○○帽子が欠かせない。

7 暑いときには、かき氷や「みつ○○」などの冷たいものがほしくなる。

9 アサガオではなく、夕方に咲くのは？

11 「暖をとる」の反対。涼むことを「○○○をとる」と言う。

答え ▶ P.117

80 漢字合体パズル

●バラバラになったピースを合体してできる漢字1字を書きましょう。

① 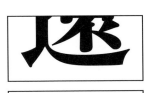 □

② 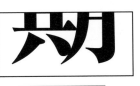 □

③ 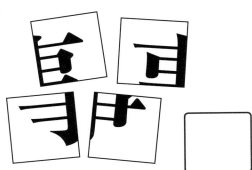 □

④ 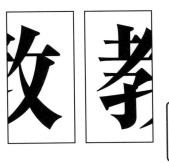 □

⑤ 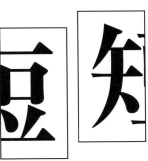 □

⑥ 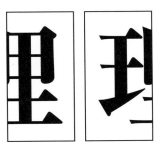 □

⑦ 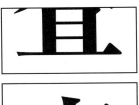 □

⑧ 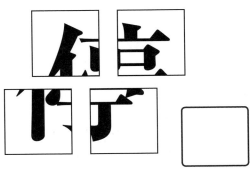 □

答え ▶ P.117

85

昭和イラスト間違い探し

● 下の絵には7か所、上と異なる部分があります。それを探して○で囲みましょう。

正

間違い
7か所

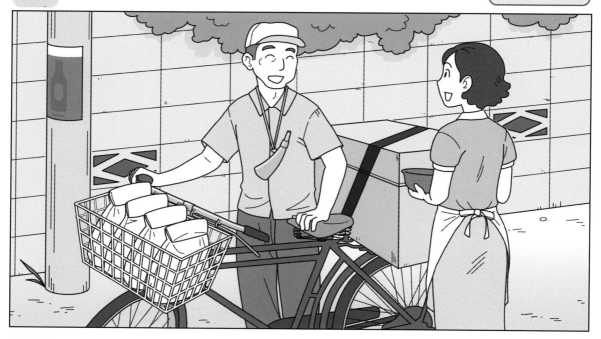

誤

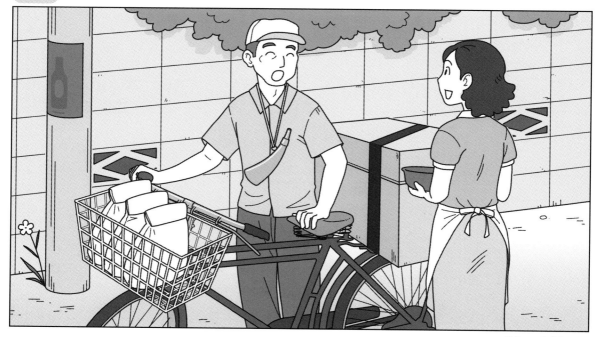

答え ▶ P.117

82 筆算

●筆算で計算しましょう。

① 　 53
　＋ 27

② 　 38
　＋ 61

③ 　 49
　＋ 58

④ 　 60
　－ 32

⑤ 　 86
　－ 44

⑥ 　 71
　－ 59

⑦ 　 36
　× 27

⑧ 　 51
　× 26

⑨ 　 49
　× 41

答え ▶ P.118

時間　　　分　　　秒

正答数　／20

県の花パズル

● リストから字を選び、答えましょう。

① さくら　そう
（埼玉県）

② な　の　はな
（千葉県）

③ べに　ばな
（山形県）

④ りん　ご　の花
（青森県）

⑤ つばき
（長崎県）※花木

⑥ ぼ　たん
（島根県）

⑦ やま　もも
（高知県）

⑧ すい　せん
（福井県）

⑨ 黒　ゆ　り
（石川県）

⑩ うめ
（和歌山県）

⑪ きり
（岩手県）

⑫ 野路　ぎく
（兵庫県）

リスト

菊　花　山　椿　丹　仙　檎

桜　牡　菜　桐　紅　百　林

合　花　桃　草　水　梅

答え ▶ P.118

同じ絵探し ▶ローラー式洗濯機

● 見本と同じ絵が２つあります。探して〇で囲みましょう。

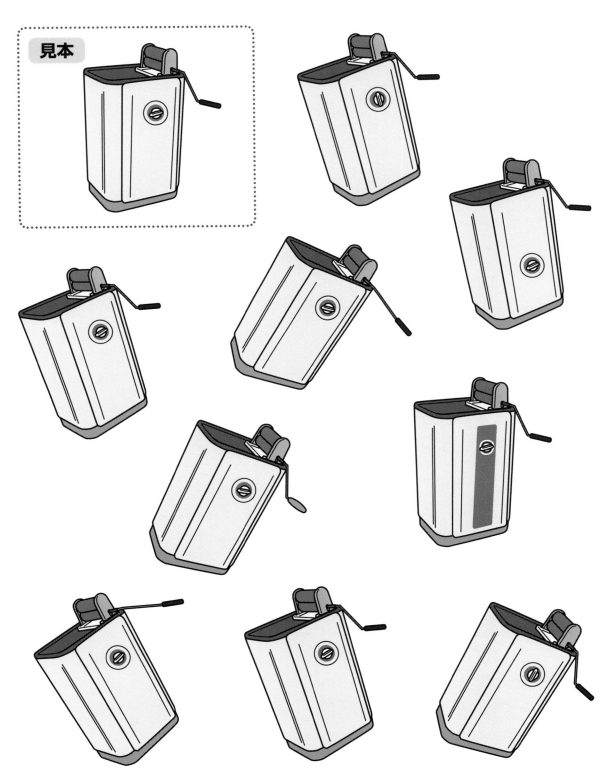

見本

答え ▶ P.118

ヒット曲パズル

● 1980年代のヒット曲です。リストから選んで□に漢字を書きましょう。

① 『星[くず]のステージ』 チェッカーズ

② 『[もも]色吐[いき]』 高橋真梨子

③ 『ルビーの指[わ]』 寺尾聰

④ 『[ろっ]本木[ぎ][しん]中[じゅう]』 アン・ルイス

⑤ 『[かん]杯』 長渕剛

⑥ 『[ま]つわ』 あみん

⑦ 『[せき]道小[まち]ドキッ』 山下久美子

⑧ 『十七[さい]の地[ず]』 尾崎豊

⑨ 『[かがや]きながら…』 徳永英明

⑩ 『[かな]しみよこんにちは』 斉藤由貴

リスト　図　町　乾　環　息　六　赤　悲
　　　　歳　心　屑　輝　桃　待

答え ▶ P.118

86 仲間はずれ探し ▶竹馬

● 下の絵の中に、1つだけ違うものがあります。それを探して○で囲みましょう。

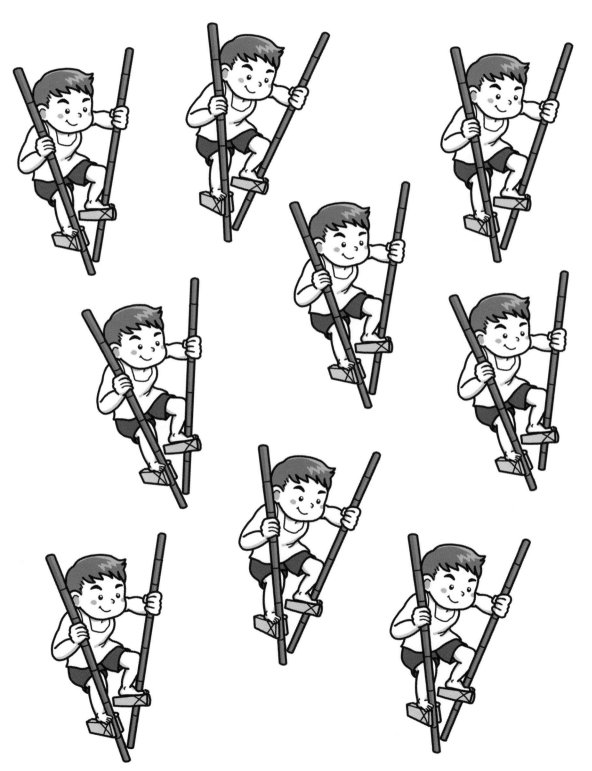

月　　日

漢字合体パズル

●バラバラになったピースを合体してできる漢字1字を書きましょう。

①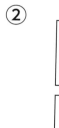

⑤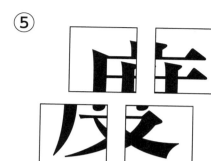

②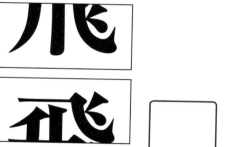

⑥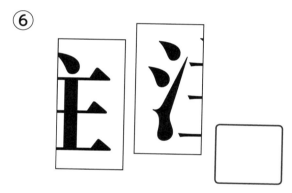

③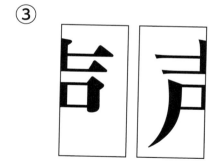

⑦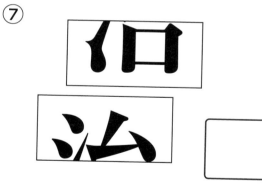

④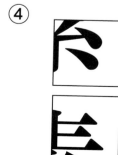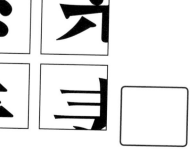

⑧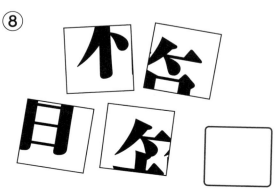

答え ▶ P.119

月　　日

時間　　分　　秒

慣用句パズル

●□にあてはまる1字をリストから選び、慣用句を完成させましょう。

① [　] と鼻の先

② [　] の消えたよう

③ 赤 [　] をかく

④ 秒 [　] みに入る

⑤ [　] の巣をつついたよう

⑥ [　] 折り数える

⑦ 合いの [　] を入れる

⑧ 枕を [　] らす

⑨ [　] がすく

⑩ [　] を仰ぐ

⑪ [　] を担ぐ

⑫ [　] もゆかりもない

⑬ [　] を洗うよう

⑭ 地の [　] を得る

リスト

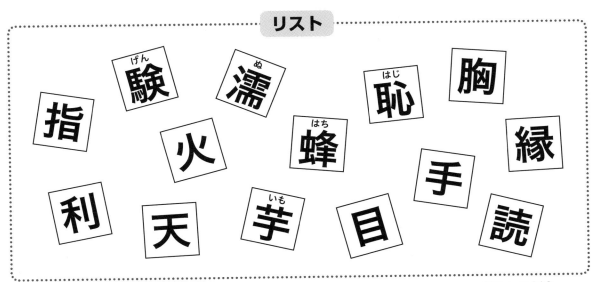

験　濡　恥　胸
指　火　蜂　縁
利　天　芋　目　読　手

名作パズル

● リストの字を選び、作品名を完成させましょう。

① 暗夜[こう]路 （志賀直哉）

② [ゆき]国 （川端康成）

③ 一握の[すな] （石川啄木）

④ 斜[よう] （太宰治）

⑤ [うき]雲 （二葉亭四迷）

⑥ [ら]生門 （芥川龍之介）

⑦ 坂の上の[くも] （司馬遼太郎）

⑧ 蟹[こう]船 （小林多喜二）

⑨ 伊豆の[おどり]子 （川端康成）

⑩ 銀[が]鉄道の夜 （宮沢賢治）

⑪ [くさ]枕 （夏目漱石）

⑫ 野[ぎく]の墓 （伊藤左千夫）

リスト

雪　草　雲　羅　河　工

浮　菊　踊　陽　行　砂

90 オリンピックシークワーズ

● リストのオリンピック開催地をタテ・ヨコ・ナナメの８方向から探して、「ロンドン」のように線を引きましょう。その後、使わずに残った文字を、左上から下へ順につなげ、オリンピックの開催地の名前をつくりましょう。

ル	ロ	サ	ン	ゼ	ル	ス
ウ	ン	モ	ス	ク	ワ	ア
ソ	ド	ト	バ	ペ	キ	ン
キ	ン	シ	ル	ヘ	ラ	ル
ン	リ	ア	セ	チ	ト	ボ
パ	ル	テ	ロ	ソ	リ	ル
タ	ベ	ネ	ナ	ガ	ノ	メ

見つけた言葉には☑を入れましょう。　※カッコ内の言葉は使いません。

リスト

□ヘルシンキ　　□モスクワ　　□トリノ　　□バルセロナ

□ベルリン　　□ペキン（北京）　　□パリ　　□ロサンゼルス

□ソウル　　□メルボルン　　□アテネ　　□ナガノ（長野）

□ソチ

※言葉は右から左、下から上につながることもあります。また、１つの文字を複数の言葉で共有することもあります。

残った文字（オリンピックの開催地）

答え ▶ P.119

1　①鉄・線　②傷　③学・天　④哀　⑤仮・踏　⑥空・太陽
　　⑦殺・事　⑧前　⑨愚　⑩瞳

2
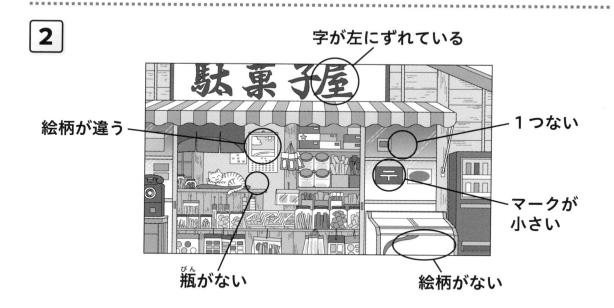

字が左にずれている

絵柄が違う

1つない

マークが小さい

瓶(びん)がない

絵柄がない

3

	¹イ	ロ	²リ		³ヤ
⁴カ	オ		⁵ス	ズ	ナ
	⁶ウ	⁷ス			ギ
⁸ワ		⁹ケ	イ	¹⁰ト	
¹¹ス	キ	ー		¹²シ	¹³モ
レ		¹⁴ト	ソ		チ

4

①
```
   17
+  29
   46
```

②
```
   36
+  18
   54
```

③
```
   69
+  34
  103
```

④
```
   43
-  21
   22
```

⑤
```
   67
-  58
    9
```

⑥
```
   81
-  44
   37
```

⑦
```
   51
×  11
   51
   51
  561
```

⑧
```
   27
×  46
  162
  108
 1242
```

⑨
```
   49
×  31
   49
  147
 1519
```

5

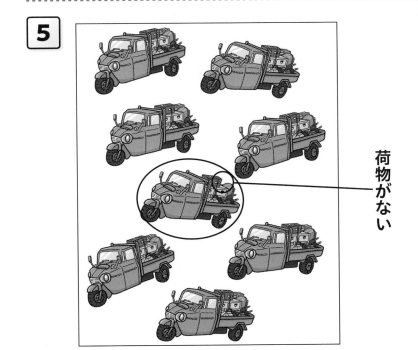

荷物がない

6
①再　②章
③衣　④道
⑤堂　⑥週
⑦帯　⑧数

7 ①弘　②本　③安土　④彦根　⑤二　⑥路　⑦犬山　⑧小　⑨熊
⑩竹　⑪高松　⑫五

8

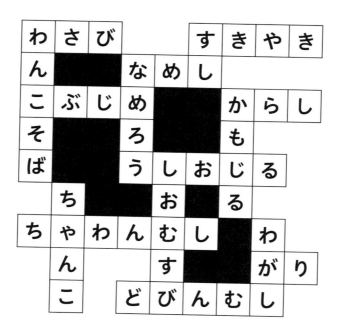

わ	さ	び			す	き	や	き
ん	■	な	め	し				
こ	ぶ	じ	め	■	か	ら	し	
そ	■	ろ	■	も				
ば	う	し	お	じ	る			
ち	■	お	■	る				
ちゃ	わ	ん	む	し	■	わ		
ん	す	■		が	り			
こ	ど	び	ん	む	し			

9

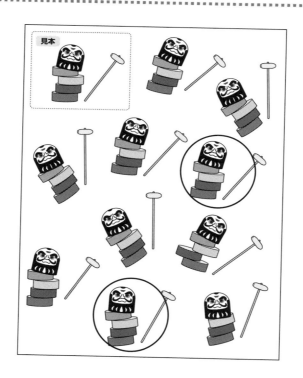

見本

10
① 足　② 目　③ 頭　④ 顔　⑤ 喉　⑥ 口　⑦ 高
⑧ 歯　⑨ 肩　⑩ 手　⑪ 揃　⑫ 愛　⑬ 板　⑭ 息

11 ①滋賀　②千葉　③長野　④静岡　⑤熊本　⑥青森

12 ①はなみ　②まんかい　③ようこう　④そつぎょう
⑤しんりょく　⑥はざくら　⑦りっしゅん　⑧わかば
⑨しゅんみん　⑩ふじだな　⑪はなふぶき　⑫はるいちばん

13

こ	あ	ん	か	た	ぺ	ご
ん	き	か	え	ん	え	む
め	ま	き	も	も	い	と
ど	と	り	ん	け	だ	び
お	い	ぶ	か	う	ぶ	ー
ひ	ろ	ま	け	か	や	だ
つ	お	は	じ	き	ち	ま

残った文字（懐かしの言葉）：たけうま（竹馬）

14 ①阿蘇　②高地　③鳴門　④黒部　⑤那智　⑥桂浜
⑦小樽　⑧天橋　⑨六園　⑩東尋　⑪屋久　⑫井沢

15

あ¹	■	ふ²	な³	■	み⁴
ま⁵	つ⁶	■	ご⁷	し⁸	ょ
■	の⁹	う¹⁰	り	ょ	う
さ¹¹	か	き	■	き	■
や¹²	く	よ	け¹³	■	ふ¹⁴
■	し	■	さ¹⁵	し	み

---

16 ①役 ②深 ③談 ④符 ⑤温 ⑥世 ⑦賃 ⑧遊

---

17 ①渚 ②笑 ③体・命 ④木 ⑤青・礁 ⑥服・銃 ⑦黄・吹
⑧破 ⑨淋・帯 ⑩狼

18

①
$$52 + 18 = 70$$

②
$$26 + 55 = 81$$

③
$$68 + 45 = 113$$

④
$$57 - 38 = 19$$

⑤
$$74 - 35 = 39$$

⑥
$$92 - 43 = 49$$

⑦
$$9 \times 38$$
72
27
342

⑧
$$23 \times 60$$
0
138
1380

⑨
$$54 \times 19$$
486
54
1026

19 ① きんめだい　② あゆ　③ しらうお　④ とびうお　⑤ まきがい
⑥ うなぎ　⑦ たちうお　⑧ えび　⑨ くじら　⑩ さんま　⑪ こい
⑫ あなご

20 ① 日　② 勢
③ 熱　④ 雲
⑤ 羅　⑥ 度
⑦ 明　⑧ 野
⑨ 島　⑩ 諏
⑪ 光　⑫ 隠

21

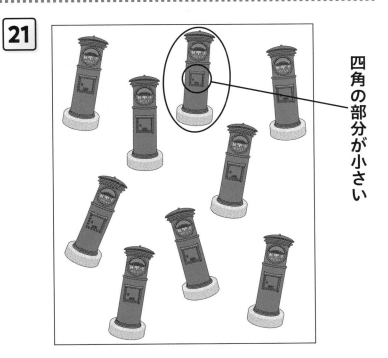

四角の部分が小さい

22

パ	ス	ワ	ー	ド		ス	パ	イ
ン		イ		ナ		カ		コ
ハ	ン	バ	ー	ガ	ー			ー
ン		ッ			フ	リ	ル	
ド		グ	ラ	ス		ト		
ソ			ト		サ			
カ	ー	ブ		フ	ラ	ダ	ン	ス
プ	リ	ン		イ		ダ		
キ		ア	ク	セ	ル			

23 ①伸　②耳　③腹　④腕　⑤目　⑥紙　⑦付　⑧機　⑨心　⑩後　⑪音　⑫大　⑬烏　⑭事

24

¹ち	か	²け	³い	■	⁴と
ご	■	⁵し	ん	⁶ま	い
■	⁷あ	き	■	⁸つ	き
■	ま	■	⁹か	り	■
¹⁰い	が	ぐ	り	■	¹¹え
■	き	■	¹²た	き	び

25 ①りょうふう／すずかぜ　②えんてんか　③にゅうどうぐも
④せんぷうき　⑤すいか　⑥ねったいや　⑦ひかげ
⑧もうしょ　⑨そうめん　⑩ゆうなぎ　⑪うんかい
⑫せみしぐれ

26

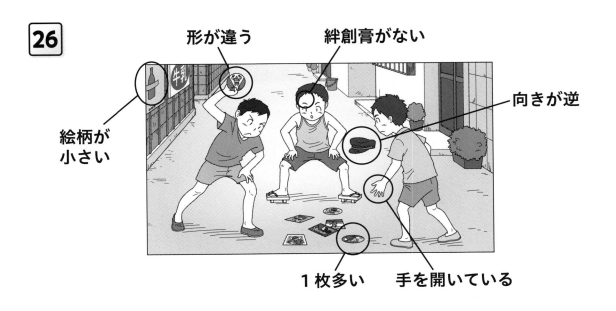

形が違う　絆創膏がない

絵柄が小さい

向きが逆

1枚多い　手を開いている

27　①開　②満　③機　④適　⑤動　⑥賞　⑦眼　⑧態

28

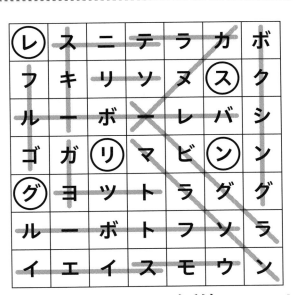

残った文字（スポーツの名前）：レスリング

29　①津　②名古屋　③札幌　④那覇　⑤甲府　⑥前橋　⑦神戸
⑧横浜　⑨金沢　⑩松山　⑪水戸　⑫仙台

30

¹た	²け	の	³こ	■	⁴き
■	ん	■	⁵し	⁶ち	み
⁷い	ち	や	■	ら	■
■	ん	■	⁸か	し	わ
⁹べ	■	¹⁰だ	い	ず	■
¹¹に	ぼ	し	■	¹²し	そ

31

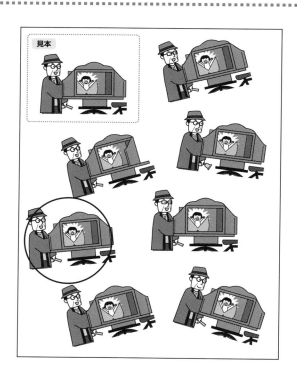

見本

32

大	団	円		航	空	会	社
	滑	走	路				員
生		者		保	存	食	
年	代			育		堂	
月		通	信	機	器		人
日	記	帳		能		大	学	生
	憶		相	性		型	
力			食	物	連	鎖	
	高	級	品		休	

33

① 津軽・冬
② 明　③ 世
④ 宿　⑤ 心
⑥ 節・生
⑦ 唄　⑧ 愛
⑨ 桜・七
⑩ 北・漁

34

①
$$\begin{array}{r} 33 \\ +\ 17 \\ \hline 50 \end{array}$$

②
$$\begin{array}{r} 25 \\ +\ 36 \\ \hline 61 \end{array}$$

③
$$\begin{array}{r} 61 \\ +\ 35 \\ \hline 96 \end{array}$$

④
$$\begin{array}{r} 43 \\ -\ 19 \\ \hline 24 \end{array}$$

⑤
$$\begin{array}{r} 66 \\ -\ 59 \\ \hline 7 \end{array}$$

⑥
$$\begin{array}{r} 72 \\ -\ 58 \\ \hline 14 \end{array}$$

⑦
$$\begin{array}{r} 12 \\ \times\ 39 \\ \hline 108 \\ 36 \\ \hline 468 \end{array}$$

⑧
$$\begin{array}{r} 26 \\ \times\ 21 \\ \hline 26 \\ 52 \\ \hline 546 \end{array}$$

⑨
$$\begin{array}{r} 47 \\ \times\ 63 \\ \hline 141 \\ 282 \\ \hline 2961 \end{array}$$

35　①うさぎ　②すずめ　③しか　④はつかねずみ　⑤にほんざる
⑥ほたる　⑦いのしし　⑧つる　⑨りゅう／たつ　⑩にわとり
⑪とら　⑫ねこ

36 ①大 ②崎 ③平 ④安 ⑤新 ⑥延 ⑦草 ⑧善 ⑨尊 ⑩鞍
⑪天 ⑫石

37

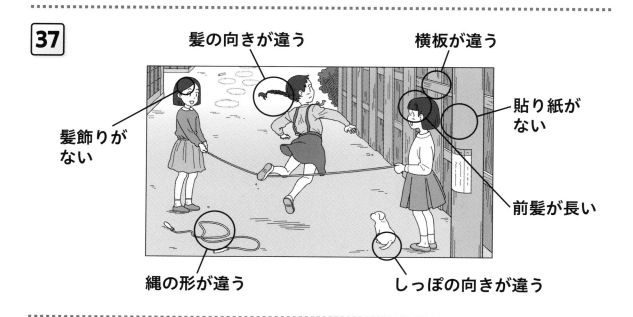

髪の向きが違う

横板が違う

貼り紙がない

髪飾りがない

前髪が長い

縄の形が違う

しっぽの向きが違う

38 ①輪 ②腰 ③花 ④血 ⑤薬 ⑥茶 ⑦子
⑧空 ⑨名 ⑩雲 ⑪船 ⑫床 ⑬懐 ⑭肩

39

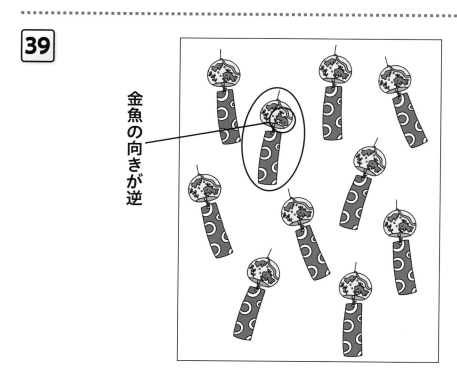

金魚の向きが逆

40

¹は	る	²い	ち	³ば	ん
る	■	ね	■	ん	■
⁴ま	⁵り	■	⁶ば	し	ょ
⁷つ	く	⁸し	■	ゆ	■
り	■	⁹き	¹⁰ね	ん	¹¹び
■	¹²か	し	つ	■	わ

41

①
```
  29
+ 35
────
  64
```

②
```
  19
+ 66
────
  85
```

③
```
  41
+ 27
────
  68
```

④
```
  39
- 25
────
  14
```

⑤
```
  66
- 27
────
  39
```

⑥
```
  74
- 36
────
  38
```

⑦
```
  28
× 40
────
   0
 112
────
1120
```

⑧
```
  31
× 33
────
  93
  93
────
1023
```

⑨
```
  40
× 51
────
  40
 200
────
2040
```

---

42 ①歯　②包丁　③粧品　④財布　⑤茶碗　⑥靴下　⑦万年筆
　　　⑧本棚　⑨手鏡　⑩鍵　⑪時計　⑫爪切

43

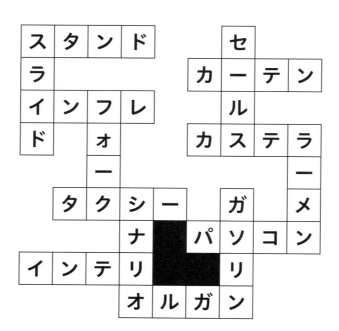

ス	タ	ン	ド			セ				
ラ						カ	ー	テ	ン	
イ	ン	フ	レ			ル				
ド		ォ				カ	ス	テ	ラ	
		ー							ー	
	タ	ク	シ	ー		ガ			メ	
		ナ			パ	ソ	コ	ン		
イ	ン	テ	リ			リ				
	オ	ル	ガ	ン						

44 ①らくよう／おちば　②たいふう　③よなが　④つきみ
　　⑤すずむし　⑥しゅうかく　⑦もみじ／こうよう　⑧ひがん
　　⑨ちゅうしゅう　⑩いなほ　⑪いちょう／ぎんなん
　　⑫ほうじょう

45

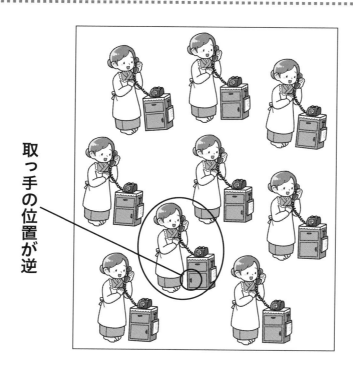

取っ手の位置が逆

46

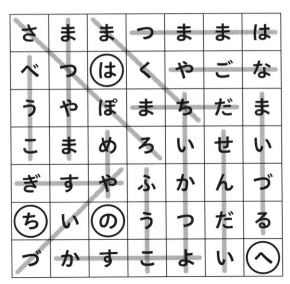

さ	ま	ま	つ	ま	ま	は
べ	㋩	く	や	ご	な
う	や	ぽ	ま	ち	だ	ま
こ	ま	め	ろ	い	せ	い
ぎ	す	や	ふ	か	ん	づ
㋠	い	㋨	う	つ	だ	る
づ	か	す	こ	よ	い	㋬

残った文字（日本の都市名）：はちのへ（八戸）

---

47 ①稲妻　②田　③花・飾　④街・喫　⑤霊　⑥翼　⑦日・然
⑧贈　⑨別　⑩素晴

---

48 ①採　②鈴　③歌
④慣　⑤総　⑥観
⑦配　⑧集

49

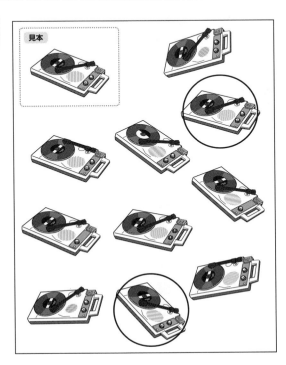

109

50 ①舌 ②肌 ③尻 ④茨 ⑤線 ⑥子 ⑦畑
⑧口 ⑨棒 ⑩影 ⑪脇 ⑫風 ⑬懐 ⑭魔

51 ①草津 ②城崎 ③別府 ④白骨 ⑤道後 ⑥石和 ⑦下呂
⑧倉 ⑨由布 ⑩怒川 ⑪河原 ⑫伊香

52

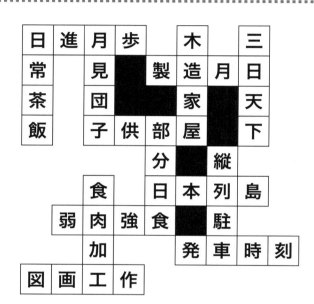

53

① 37 + 25 = 62

② 29 + 73 = 102

③ 55 + 66 = 121

④ 70 − 53 = 17

⑤ 61 − 45 = 16

⑥ 92 − 34 = 58

⑦ 16 × 47

	112
	64
	752

⑧ 29 × 36

	174
	87
	1044

⑨ 31 × 55

	155
	155
	1705

54 ①ちょうり　②しゅん　③じゅうばこ　④はし　⑤しょくたく　⑥こんだて　⑦そうざい　⑧かいしょく　⑨えいよう　⑩こうぶつ　⑪べんとう　⑫まんぷく

55

歩	太	梶	井	基	次	郎
独	葉	芥	横	光	利	一
田	一	川	端	康	成	潤
木	口	龍	中	花	宰	崎
国	樋	之	雄	島	鏡	谷
中	里	介	山	辰	敦	泉
迷	四	亭	葉	二	堀	治

残った文字（文豪の名前）：太宰治

---

56 ①愛知　②高知　③石川　④新潟　⑤宮崎　⑥茨城

57

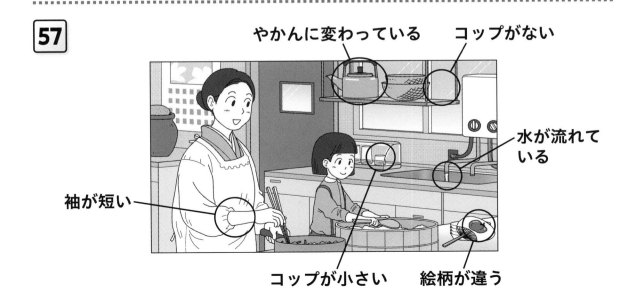

やかんに変わっている
コップがない
水が流れている
袖が短い
コップが小さい
絵柄が違う

58 ①博 ②角 ③退 ④武 ⑤勇 ⑥曽 ⑦渋 ⑧隈 ⑨登 ⑩茂
⑪平 ⑫作

59 ①翌 ②焼 ③師 ④民 ⑤両 ⑥雲 ⑦版 ⑧家

60 ①筋 ②味 ③糸 ④長 ⑤鼻 ⑥心 ⑦願
⑧塩 ⑨竹 ⑩木 ⑪鬼 ⑫爪 ⑬美 ⑭舌

61

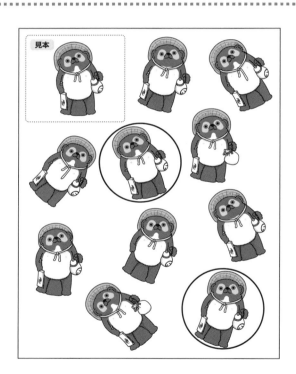

62 ①とうみん ②とうじ ③だんぼう ④ふゆしょうぐん
⑤げんとう ⑥あつぎ ⑦しもばしら ⑧さいまつ
⑨ひばち ⑩ゆきげしょう ⑪せいぼ／さいぼ
⑫おおみそか

63

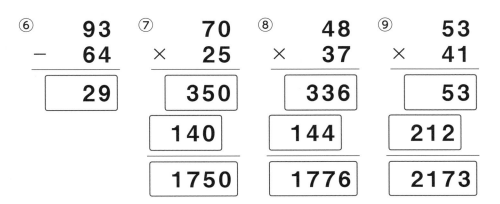

① 22 + 37 **59**	② 36 + 59 **95**	③ 46 + 76 **122**	④ 56 − 18 **38**	⑤ 70 − 21 **49**	

⑥ 93 − 64 **29**	⑦ 70 × 25 **350** **140** **1750**	⑧ 48 × 37 **336** **144** **1776**	⑨ 53 × 41 **53** **212** **2173**

64

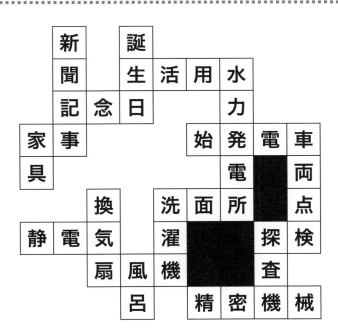

65 ①尾張　②信濃　③加賀　④和泉　⑤讃岐　⑥薩摩　⑦紀伊　⑧近江　⑨越後　⑩越中　⑪琉球　⑫丹波

66

¹に	■	²だ	³い	⁴ご	み
⁵と	⁶び	■	⁷ど	ま	■
■	⁸か	⁹じ	ば	■	¹⁰き
¹¹き	■	¹²か	た	¹³い	じ
¹⁴い	¹⁵じ	ん	■	し	■
¹⁶と	み	■	¹⁷あ	ん	こ

67

急須の向きが違う　　取っ手の位置が違う

口の部分が長い

よだれ掛けが小さい

お手玉が増えている　　花びらの数が違う

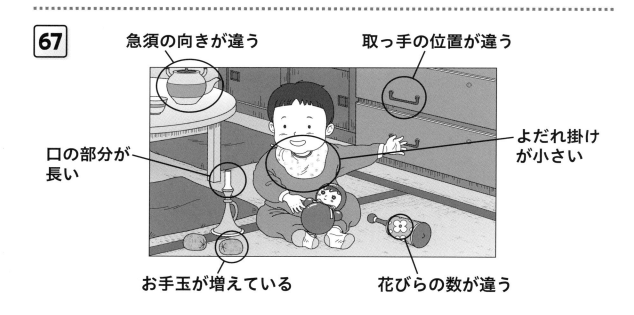

68　①肩　②止　③話　④額　⑤角　⑥虎　⑦悦
　　　⑧目　⑨右　⑩火　⑪粉　⑫顔　⑬軒　⑭針

69　①岐阜　②秋田　③岩手　④兵庫　⑤福井　⑥大阪

70

①
```
  45
+ 49
────
  94
```

②
```
  38
+ 29
────
  67
```

③
```
  81
+ 57
────
 138
```

④
```
  61
- 38
────
  23
```

⑤
```
  74
- 29
────
  45
```

⑥
```
  89
- 46
────
  43
```

⑦
```
   37
×  18
─────
  296
   37
─────
  666
```

⑧
```
    26
×   41
──────
    26
   104
──────
  1066
```

⑨
```
   62
×  12
─────
  124
   62
─────
  744
```

71 ①差 ②在 ③最 ④吸 ⑤勝 ⑥績 ⑦納 ⑧得

72

ノ	⑦	オ	キ	ヤ	キ	ス
サ	モ	コ	ロ	ッ	ケ	ブ
ヒ	シ	ノ	モ	ニ	ン	タ
ヤ	ソ	ミ	ス	シ	デ	ゲ
ヤ	バ	ヤ	ザ	チ	オ	ア
ッ	ド	キ	ピ	ュ	ン	ラ
コ	ス	イ	ラ	ー	レ	カ

残った文字（料理名）：ウドン

73 ①京 ②九谷 ③備前 ④美濃 ⑤伊万里 ⑥清水 ⑦瀬戸 ⑧伊賀 ⑨有田 ⑩信楽 ⑪萩 ⑫益子

74 ①白・言　②銀・鉄　③傘　④異・人　⑤都　⑥魅　⑦床・情　⑧葉・恋　⑨翔　⑩時

75 ①ねんがじょう　②ふうぶつし　③せいじんしき　④たなばた　⑤あわゆき　⑥ななくさがゆ　⑦やえざくら　⑧げた　⑨おもかげ　⑩しろむく　⑪ひなにんぎょう　⑫はつもうで

76

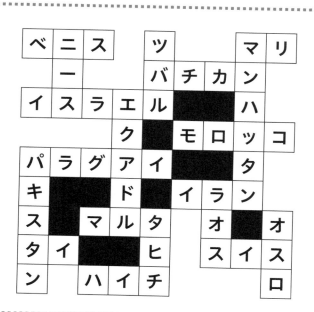

ベ	ニ	ス		ツ			マ	リ
ー			バ	チ	カ	ン		
イ	ス	ラ	エ	ル			ハ	
			ク		モ	ロ	ッ	コ
パ	ラ	グ	ア	イ			タ	
キ			ド		イ	ラ	ン	
ス		マ	ル	タ		オ		オ
タ	イ			ヒ		ス	イ	ス
ン		ハ	イ	チ				ロ

77

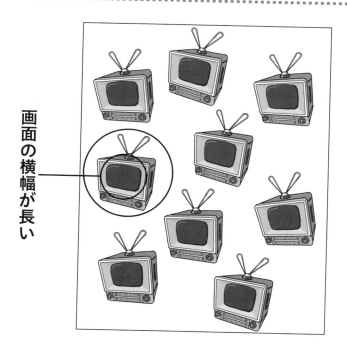

画面の横幅が長い

16

78 ①富 ②駒 ③十勝 ④霧 ⑤大山 ⑥城 ⑦吹 ⑧剣 ⑨八 ⑩丹沢 ⑪石 ⑫浅間

79

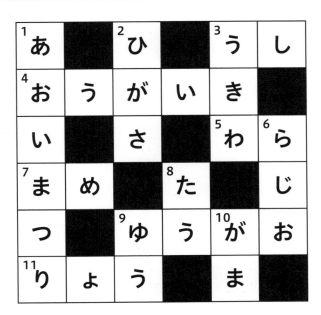

80 ①遠 ②期 ③事 ④教 ⑤短 ⑥理 ⑦査 ⑧停

81

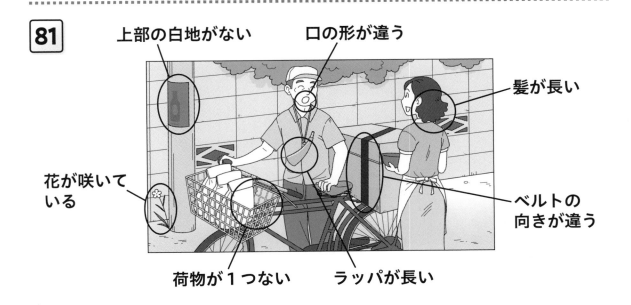

上部の白地がない
口の形が違う
髪が長い
花が咲いている
ベルトの向きが違う
荷物が1つない
ラッパが長い

82

①
$$53 + 27 = 80$$

②
$$38 + 61 = 99$$

③
$$49 + 58 = 107$$

④
$$60 - 32 = 28$$

⑤
$$86 - 44 = 42$$

⑥
$$71 - 59 = 12$$

⑦
$$36 \times 27$$
252
72
972

⑧
$$51 \times 26$$
306
102
1326

⑨
$$49 \times 41$$
49
196
2009

83

①桜草　②菜・花　③紅花　④林檎　⑤椿　⑥牡丹　⑦山桃
⑧水仙　⑨百合　⑩梅　⑪桐　⑫菊

84

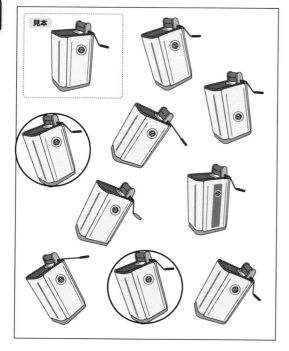

見本

85

①屑　②桃・息
③環　④六・心
⑤乾　⑥待
⑦赤・町　⑧歳・図
⑨輝　⑩悲

86

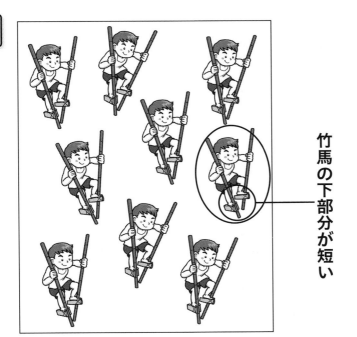

竹馬の下部分が短い

87　①容　②飛
　③声　④素
　⑤度　⑥注
　⑦治　⑧箱

88　①目　②火　③恥　④読　⑤蜂　⑥指　⑦手
　⑧濡　⑨胸　⑩天　⑪験　⑫縁　⑬芋　⑭利

89　①行　②雪　③砂　④陽　⑤浮　⑥羅
　⑦雲　⑧工　⑨踊　⑩河　⑪草　⑫菊

90

ル	ロ	サン	ン	ゼ	ルス	ス
ウ	ン	モ	ス	ク	ワ	㋐
ソ	ド	㋣	バ	ペ	キ	ン
キ	ン	シ	ル	ヘ	㋤	ル
㋻	リ	ア	セ	チ	ト	ボ
パ	ル	テ	ロ	ソ	リ	ル
㋟	ベ	ネ	ナ	ガ	ノ	メ

残った文字（オリンピックの開催地）：アトランタ

学研脳トレ
川島隆太教授のらくらく脳体操
思い出しパズル 90日

2021 年 10 月 26 日　　第 1 刷発行

監修者	川島隆太
発行人	中村公則
編集人	滝口勝弘
編集長	古川英二
発行所	株式会社　学研プラス
	〒141-8415　東京都品川区西五反田 2-11-8
印刷所	中央精版印刷株式会社

STAFF
	編集制作	株式会社 エディット
	本文DTP	株式会社 アクト
	校正	奎文館
	イラスト	さややん。　はやしろみ　水野ゆうこ

この本に関する各種お問い合わせ先

● 本の内容については、下記サイトのお問い合わせフォームよりお願いします。
https://gakken-plus.co.jp/contact/
● 在庫については　Tel 03-6431-1250（販売部）
● 不良品（落丁・乱丁）については　Tel 0570-000577
学研業務センター
〒 354-0045　埼玉県入間郡三芳町上富 279-1
● 上記以外のお問い合わせは　Tel 0570-056-710（学研グループ総合案内）

学研の書籍・雑誌についての新刊情報・詳細情報は、下記をご覧ください。
学研出版サイト　https://hon.gakken.jp/